JN140128

病《やまい》を癒《いや》す口《くち》

宮城 三郎 著

たにぐち書店

はじめに

古来より、禍は口より出て病は口より入る、と言います。

古来の言葉は深い意味があります。口は禍の元、そして口より病が入る、即ち、口は健康の始まりです。

病を癒す口、の話をいたします。


2011年に福島原発が爆発事故を起こした時に人々は集団疎開しました。その時の日々の生活で、口腔清掃をして口の中を綺麗にしていた人は病気にならず、汚くしている人は病気になったのです。

即ち、口を不潔にしていた人に病が入ってきたのです。

何故なのか。

口は健康の始まりであり、病を癒す口、でもあるからです。

この事故で口が健康にどれほど大切なことか分かるようになりました。

食は人を良くすると書きますが、口の働きは食べることだけではありません。話したり笑ったりすることで病気を癒すことがあるからです。

これから、なぜ病を癒す口、なのかを述べていきますが、一通り読んでいただければ病を癒す理由だけでなく東洋医学、西洋医学等、神羅万象の健康医学も身に付けて健康に寄与できると思っています。

この本を書き始めたのは、病を癒す口、の話を最初、お堅い学会が認めなかったので、それでは、と本に書いたのが始まりです。

その関係で内容が少し学問的ですので、面白くないようでしたら、丹田呼吸、気功法、そして、出来ればこちらの専門である歯科医学だけでも読んでいただければ、健康に寄与できるのではと思っています。

病を癒す口　目次

第一章

〔口は病をなぜ癒すのか〕

口のプロローグ

なぜ、病を癒す口、なのか。

「口のプロローグ」で述べていきます。

[宇宙旅行からの教え]

アメリカの宇宙飛行が口で噛むことが生きていく上に必要不可欠だということを教えてくれました。

最初、NASAアメリカ航空宇宙局の宇宙力は無重力のため、チューブ入りの練り製品でした。ところが、精神的にイライラがひどくなったので、噛める食形態にしたところ、たちまちイライラが治り、気分もすっきりして落ち着きました。

イライラがひどくなったということは、東洋医学で言う邪気・毒素が体の中に溜

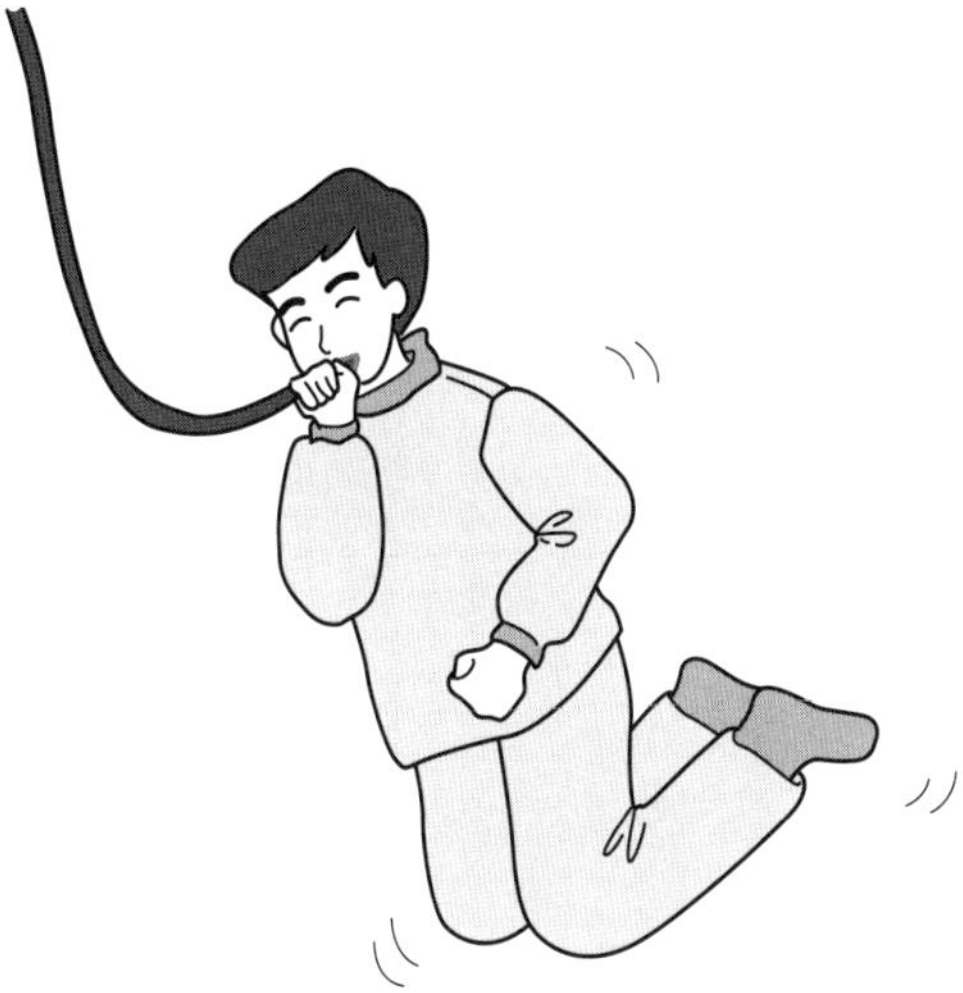

図1

まってきたからです。そして、噛むことで邪気・毒素がなくなってイライラが治ったということです。噛むことがいかに大事なことか、宇宙旅行で確認されたのです（図1）。

［ナチスの強制収容所で］

病を癒す口、の話を続けます。

ある人が第二次世界大戦中に、悪名高いドイツのナチスによって強制収容所に入れられていました。その中で「とにかく、どんな物でもいい、水でも何でも噛んでいよう」と友達に言って、友達と二人で何でも噛んでいました。そうするうちに、周りの人はバタバタと死んでいき、最後にはその二人だけが生き残りました。

動物実験では、ネズミにストレスを加えると、血液中に炎症を抑える副腎皮質ホルモンの値が上昇します。即ち、体にストレス性の炎症が起こります。このとき箸を噛ませておくと血液中の副腎皮質ホルモン値は正常に戻ります。噛むことは脳や自律神経に働き抵抗力を高めると言われています。とりもなおさず口で噛むことは生命力・気を高めるのです。

人生ではショックを受けたり過度のストレスがかかったりする時に、頭の血管が切れて生命にかかわる場合があります。このような時にガチガチと物を噛んでいれば、不慮の事故を防ぐことができると考えています。天下を統一した徳川家康も、興奮するとガチガチと爪などを噛んでいたようです。ストレスにはガチガチと噛むことが必要なのです。

【笑う健康法】

口は噛むことだけに使うのではありません。笑いも病を癒します。

笑う健康法については、アメリカでの有名な話がありますので、紹介しておきます。

……カリフォルニア大学の医学部教授カズンズ博士は、膠原病という不治の病に冒され、激しい痛みのために動くこともできない状態になっていました。

知人である専門の医者も「もう治すことはできない」と伝えていました。

そこで博士は何をしたかと言いますと、面白くて笑えるコミック雑誌や喜劇映画を毎日見て、大声を出して笑って過ごすという治療法をしました。するとどうでしょう！　徐々に痛みは遠のいていき、一年もしないうちに不治の病は治っていましたした……口はカズンズ博士のように不治の病も治してしまいました。

笑う門には福来る、と言うように、大声を出しての大笑いも時には必要です。そういう人を世間では「陽気な人」といいます。陽『気』の働きの盛んな人、の意味です。

笑うことで健康になります。ジッとしていると「あくび」が出ます。何故なら、体は口が開くのを必要としているからです。

以上のように、病は口から癒されます。

[動物の原型と口]

なぜ口から病気がこれほど癒されるのか。

この理由を、まず口の由来からお話しいたします。


図2を見てください。これは動物の原型の図です。動物の原型は物を取り入れて吐き出す口があるだけです。

そもそも動物は、口で食べることから始まりました。

いかにして食べるか、この反応から神経

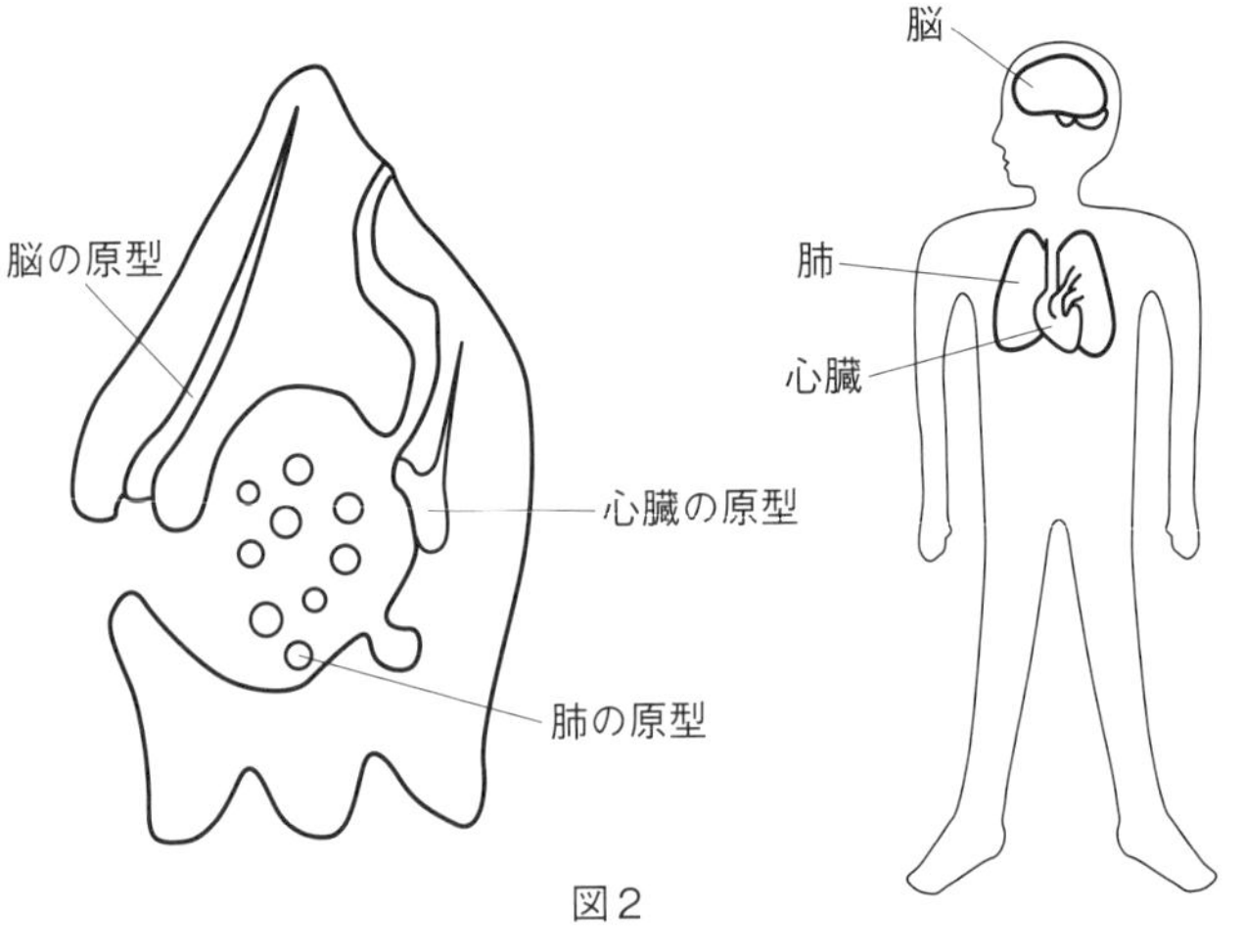

図2

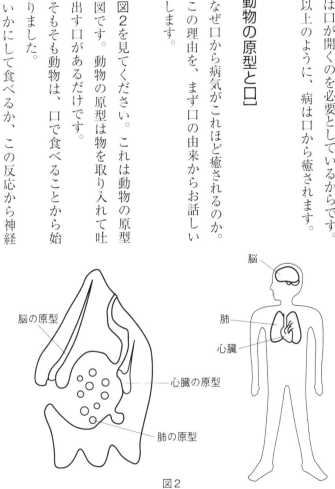

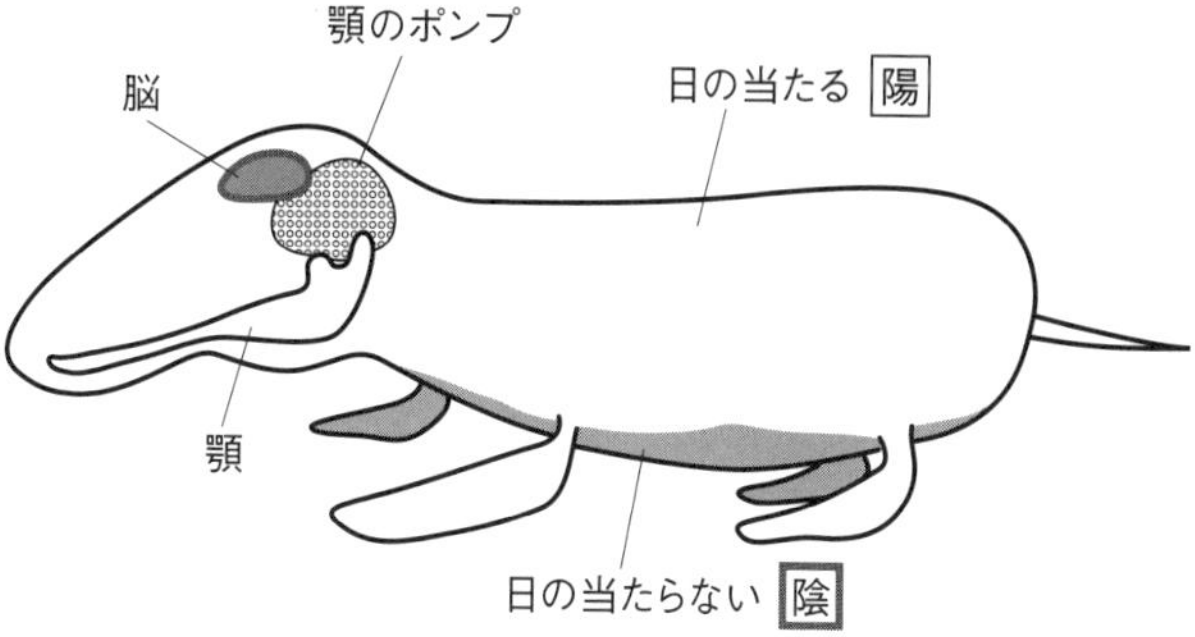

図3

ができて、発達して脳ができました。また、口の一部が膨らんで袋状になったものが肺です。臓器の原型は口からできているのです。

脳が一番大切な臓器で、全身に影響が及び障害が起こると言われていますが、口からその脳の原型が発生したのです。口を動かすことによって脳が働き、全身が良くなるのです。ですからナチスの強制収容所で命を救い、膠原病という不治の病も良くなるのです。

四足動物は口の関節のポンプが大きくて、口の関節の上に脳が小さく浮いていています。有名な教授が、脳を保護するために顎のポンプはこんなに大きくなると述べていましたが、逆に口から脳の原型ができたので、口の関節の上に脳が小さく浮いているのです（図3）。何千万種にも及ぶ動物は、全て口から始まっています。

[生命の源・気]

動物の原型と口、から、病を癒す口、が分かりやすくなりました。

そもそも病気とは気が病むと書きます。気とは元気、勇気、活気、やる気、悪くなると病気、というように生命の根源です。実はこの生命の根源である気の源は口なのです。人体の気の流れは口の周りより始まって、口の周りに終わっています（P43～49図11～17）。

これは図2の口から臓器の原型ができたことからも分かります。

発生のことを考えれば、口から肺、心、肝の気の流れができた後に肺、心臓、肝臓などの臓器ができたことからも考えられます。

病を癒す口、と肺、心、肝等の気の流れ（経絡）、そして肺、心臓、肝臓などの臓器との関係が分かってきたでしょうか。

「食」という字は人を良くすると書き、体・病・気を良くするという意味と述べました。「気」という字は正確には「氣」と書き、お米を「キ」するという意味で、口で食べる意味に通じているのです。そして古来より宇宙の気が、天の気として口の上顎に入り、地の気が下顎に入り、口で噛み合わせることで「人の気」になると言われています。口から気、気力、元気、やる気が始まるのが何千年前から分かっていたかのようです。

そこで生命の源・気の話をしておきます。

気のプロローグ

病を癒す口から生命の源・気は始まっているようだ、と述べました。気とは何でしょうか。

気とは宇宙万物の根源で人では生命の根源です。例えば人が自然死したとします。この時に物質の出入りは何もありません。しかし人は生から死へと変化します。この時なくなった物、それが気です。

また、人に会った時には「気」を使います。気とは誰でも持っている人体から発せられるエネルギー（図4）、科学的物質、電磁波です。

その気が東洋医学や気功法に使われて人を癒します。

しかし一方では気は昔の呪術、魔術にも通じて非科学的なオカルトではないかとマユをひそめる人も多いのです。

例えばイエス・キリストは目が見えない等の不治の病を治しました。

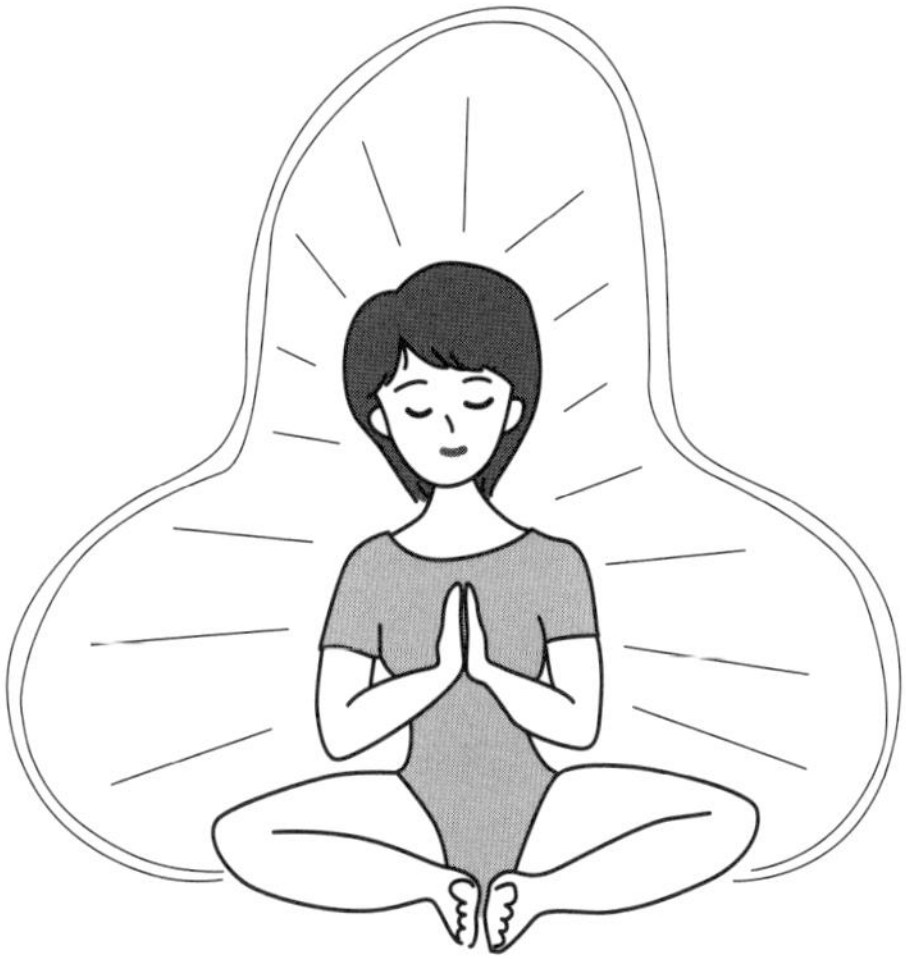

図4

しかし、二千年以上たった今でも科学的ではないと笑う人もいます。

そこで、気を理解するために二千年以上前のイエス・キリストを訪ねてみたいと思います。

[その昔のキリストの教え]

聖書はほんの少し読んだだけですが、「汝の敵を愛せ」などという言葉に、キリスト教徒でもないのに読んだだけで希望の光がわいてきて、病気ですら良くなったような気がします。そう、そう、そこなんです！

新約聖書の冒頭に、「東洋より博士

が、神の子を求めてきた」と書いてあります。

つまり東洋の医学博士が超能力者を求めてきた、ということも言えます。キリストの言葉だけでも希望の光がわきます。それに、「気」の超能力が加われば、どんなに素晴らしいことだったでしょうか。気の医学は瀕死の病人をも治しました。

キリストの奇跡も「出る抗は打たれる」というのでしょうか、あまりにも凄いその力に、二千年前の当時の人が逆に「暗黒の昔と違い、今はこれほど素晴らしい科学が発達してきた。しかるに、キリスト教というまた、呪術、魔術ごときものが横行しだした」と、現代でも言いそうなことを言ったかもしれません。

それから後、キリストは迫害を受け十字架にかけられましたが、やがて復活しました。

キリストの教えは原点にもどっても多くのことを教えてくれます。宗教、宗派が違ったからといって、その名を借りて他を迫害するなど論外です。

その昔、イスラエルは今のスエズ運河の役割をしていました。ローマ帝国、欧州への窓口でした。欧州からすれば東洋への窓口でした。イスラエルに根づいたキリストの教えは瞬く間にローマ帝国、欧州、そして全世界に伝わりました。

それでは「キリストの教えは元々は東洋医学か」と言われるかもしれません。

そうではありません。これは一つの解釈です。

それから高名な医者ほど、患者さんを前にして「神様、治してください」とお願いして、神様に、どうしたらよいか伺いをたてます。そして神様の許しを得たら、「私のような者でよければ、治療させていただきます」と、神を拝んでから治療にかかります。高名な医者ほど、どこかの宗教と似ています。

二千年前の科学は科学という大海のうち、ほんの1滴しか分かっていません。そして現在の最新式、先端の科学でも5～6滴しか分かっていません。科学の大海のうち、せめて半分でも分かったら、最先端の科学者が「やっぱり神は存在するのか」という可能性もあります。

聖書にはイエス・キリストが死んだ人を生き返らしたとあります。現代の科学も、そんなことは有り得ん、と相手にしません。

しかし反対に死んでも気・電磁波は亡き人の霊魂として残ります。

先に……生から死へと大きく変化します。この時なくなったもの、それが気・電磁波です……と述べた、いわゆる霊魂です。

それは古今東西、何千年前から数限りなく言われていることです。例えば、人は死ぬときは「お父さんと、お母さんと、あの人と、楽しいあの世でまた、遇える」と言います。

事実、テレビで超能力者が死人と対話し殺人事件を解決しています。だが、それは科学ではない、と今でも科学故に半数近くの人が笑います。

ましてや宇宙万物の根源である気・電磁波が、キリストの聖書にあるように死んだ人をも生き返らせ、地震等の天変地異も起こす、などと言えば人は相手にしません。しかし先に述べたように、科学、科学といっても科学の大海のうち分っているのはホンの数敵にすぎないのです。

この宇宙万物の根源である気・電磁波が愛情・手当てとなり、東洋医学やキリスト教となり二千年以上前から存在していました。

死と生を分ける生命の根源、宇宙万物の根源である気とはある種の電磁波と言われ、病気と関係します。

〔気・電磁波〕

気・電磁波の説明をしておきます。

動物実験では、ネズミを電磁波の磁場を完全に遮断した環境に置けば、狂うか、死んでしまいます（図５）。人でも高電圧線の異常な電磁波の下に住んでいれば病気になると聞きます。動物には電磁波という重要な働きがあるからです。

太古の昔、地球の磁場の中から生物が発生したのです。生物が海水より発生したため、体水が海水と同じ濃度でないと死んでしまうのと同類の理屈で、異常な電磁波の元では病気になることが考えられます。

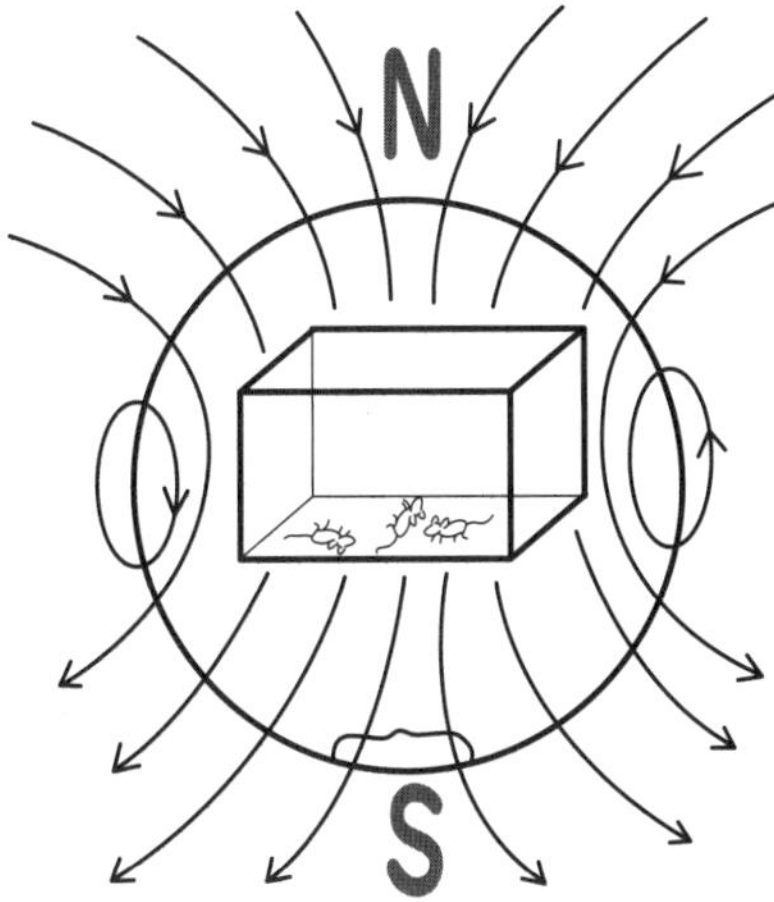

図５

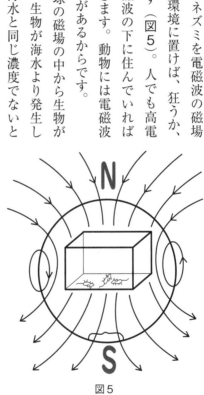

現在、携帯電話、電子レンジ、そしてテレビまでも電磁波の害があると言われています。が、人や動物だけではありません。エイズウイルスなどの新しいウイルスも、もともと何でもないウイルスが、異常な電磁波で変化して人を襲うようになったのではないか、とも言われています。

気・電磁波は万物の生命と発生に深くかかわっています。

電磁波は宇宙からも来ますし、地球自身もN極とS極で電磁波を出しています。そして太陽の磁気嵐が地球の磁場を乱して、人の精神や自律神経に異常を起こすことが分かってきています。磁気嵐が起こらなくても太陽が昇る時と沈む時、脳の電磁波が鮮明になることは誰もが経験しています。

例えば学習能力の上がる時は、日没と日の出の時間帯だと言われています。反対に人が亡くなる時、気・電磁波がなくなるのも日没と日の出の時が多いと言われています。太陽の電磁波によって地球の磁場が変化するからなのでしょう。

気功法とかヨガは、この地球の電磁波と人の電磁波を共鳴させて、体を治したり、生命力を与えたりすると思われます。

気功法では「天に溶け込み地に溶け込み天地と生る」と言います。

地球と同様に、体の周囲には気の電磁波が知らず知らずのうちに形成されています（P19図4）。

超能力者は、地球と人の二つの電磁波を見ることもできるし、また、自由に操ることもできると聞きます。

イエス・キリストの話のように、病気を、瀕死の病人を、この電磁波を吹き込んで、治すこともできるのでしょう。

体細胞のNaイオンやKイオンを始め、分子、原子、電子に至るまで電磁波・磁場に関係して生きています。宇宙万物の根源・生命の根源、気・電磁波によって人の生命は生かされています。

【気の流れ（経絡）】

人の生命の源・気・電磁波は「経絡」といい、人体に開いた穴は「ツボ」といわれ、マッサージ・鍼灸治療に応用されています。

先に、生命の根源である気の源は口、と述べました。

生命の根源・気は、病を癒す口から始まっている、と述べました。

気・電磁波は口の周りで始まり、口の周りで終わっているのです。

口から臓器の原型ができたことからも分かります。


口より気の流れ・経絡が始まり、口で終わります（P44～49 図12～17）。

東洋医学の気の流れ・電磁波によって人体は生かされているのです。

病は気から、と申します。気は口から、です。

まさに病は口で癒されるのです。


また、気・電磁波の医学は物質が死んでも、気・電磁波は残ることになります。

即ち亡くなった人の霊魂が残る説明にもなります。

人が亡くなる時、お父さんの所に行くお母さんの所に行く、と天国にお父さんお母さんが住んで生きているように話します。そうです、気・電磁波は天に漂って生きているのです。

霊魂や幽霊の話は古今東西、数え切れないほどあります。

それは現代もしかり、過去の歴史が証明しています。

そして先に述べたように、テレビでは死んだ霊魂と話して殺人事件を解決するのを数多く見ているのに、霊魂は科学的ではないと言うのです。

その霊魂から言えば、人に大いなる恨みを買ったり、御先祖の霊魂をないがしろにしたりすれば病気になることもあり得るということです。


西洋医学は科学的に科学的にと組織や細胞等、生命のみを研究していますが、東洋医学は気・電磁波の医学でもあります。

有名な西洋医学博士が「東洋医学にはその格調の高さにおいて西洋医学を補完する力があるようにも思われる」とも述べています。


口から神羅万象の健康医学を理解するために、先に歯科の病気・顎関節症を述べていきます。

咬み合わせの病気・顎関節症

病は気からの「気」は氣と書いて噛むことに通じると述べました。病をなす「邪」の語源は牙（歯）の咬み合わせが悪い意味だと述べました。口で噛むことの重要性がわかっていただけたら、咬み合わせの病気・顎関節症を説明します。

顎関節とは、口の蝶番みたいな所です（図6）。そこの病気を顎関節症と言います。昔は歯科では虫歯と歯槽膿漏が二大疾患と言われていましたが、現在では顎関節症が加わって三大疾患となっています。

顎関節症とは何かと言いますと、口は上顎と下顎に分かれて物を食べたり、話したりします。

その下顎の骨は、頭蓋骨にブランコのようにぶら下がっています（図7）。その下顎が、歯の異常や病気で咬み合わせが悪くなると下顎がズレてきます。

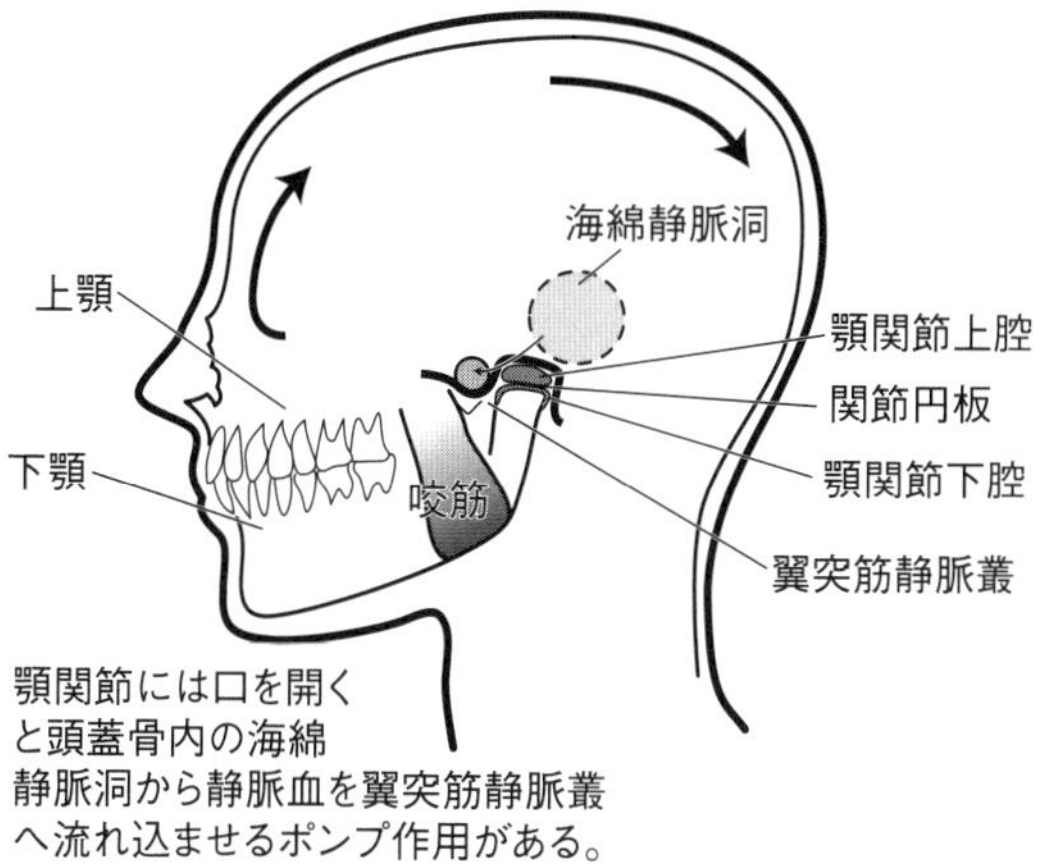
海綿静脈洞
上顎
顎関節上腔
関節円板
下顎
顎関節下腔
咬筋
翼突筋静脈叢
顎関節には口を開く
と頭蓋骨内の海綿
静脈洞から静脈血を翼突筋静脈叢
へ流れ込ませるポンプ作用がある。

図6

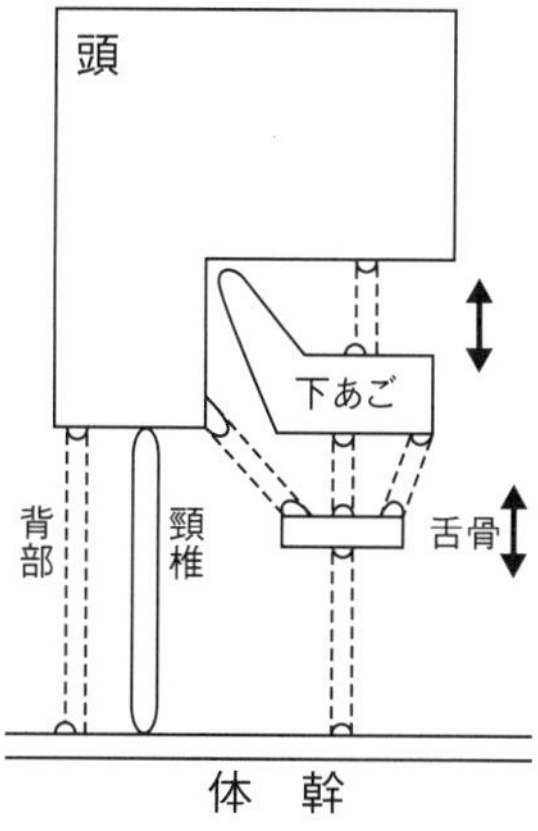
頭
下あご
背部
頸椎
舌骨
体　幹

図7

すると、下顎と上顎の蝶番である顎関節が痛んだり口が開かなくなったりして障害が起こります。しかし、単に顎関節だけでなく、頭部から全身にいろいろな病気が出てきます。そのすべての病気を含めて、顎関節症と呼ばれています。つまり、図8のように、高血圧から肩こり、腰痛、冷え性、貧血、自律神経失調症など、皆、歯と咬み合わせからきている可能性があるということです。

咬み合わせの病気・顎関節症を理解していただくために詳しく説明します。まず、頭を後ろに倒して噛んでください。そして、今度は、頭を前に倒して噛んでください。それだけで咬み合わせの位置が約1㎜ほど違ってきて、顎関節のポンプが縮小してしまいます。何も頭を後ろに倒さなくても、猫背になって頭を前に出すだけで頭が上がって、顎関節のポンプは縮小してしまいます（図9）。皆さんも実際に確かめてみてください。しかも、これは前後だけの話です。これに左右のズレが加わってきます。

犬の動物実験では、片側の歯を削り咬み合わせを左右に3㎜狂わせますと、数ヵ月後には体がねじれ後脚が曲がって正しく座れなくなります。ひどい場合は自律神経失調障害が現れ、毛の光沢が悪くなったり、涙とよだれを出して歩くようになり

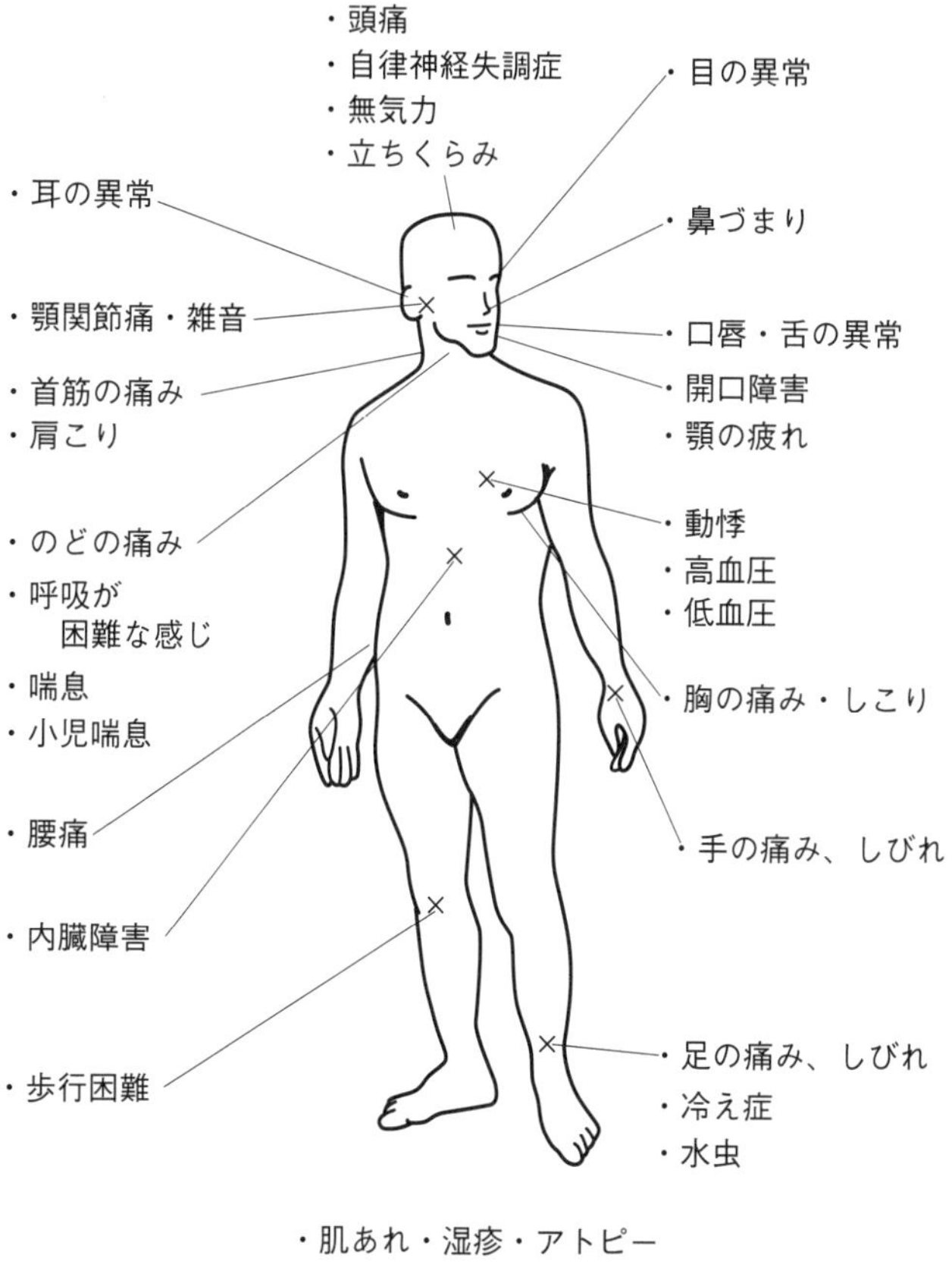
・頭痛
・自律神経失調症
・無気力
・立ちくらみ
・目の異常
・耳の異常
・鼻づまり
・顎関節痛・雑音
・口唇・舌の異常
・首筋の痛み
・肩こり
・開口障害
・顎の疲れ
・動悸
・高血圧
・低血圧
・のどの痛み
・呼吸が
困難な感じ
・喘息
・小児喘息
・胸の痛み・しこり
・腰痛
・手の痛み、しびれ
・内臓障害
・足の痛み、しびれ
・冷え症
・水虫
・歩行困難
・肌あれ・湿疹・アトピー

図8

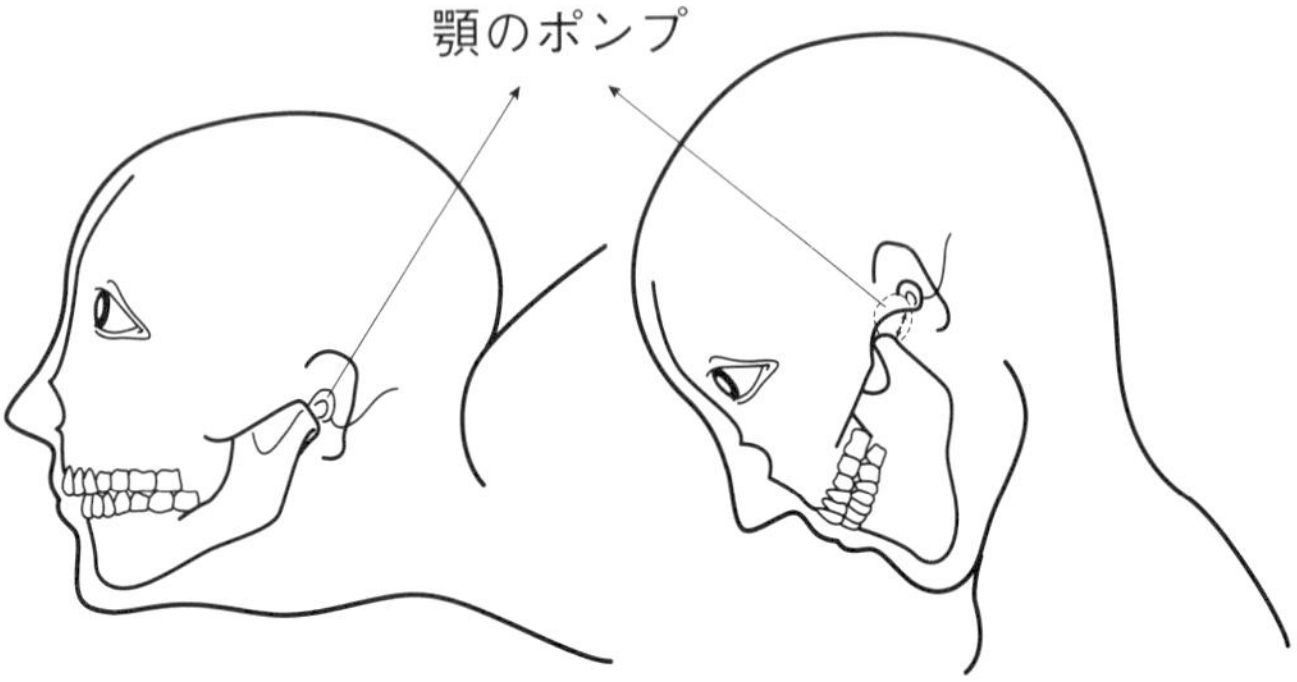

図9

ます。

まさに邪の病です。

しかし削った歯を治して元に戻したら、数日後には回復し始めてきます。図8を見れば皆さんにも思い当たる病気があるかもしれません。また、この病気は病院のお医者さんですら分からない場合もあります。それが顎関節症です。

このような症状が出る理由ですが、歯や咬み合わせに異常が起こると下顎は偏位し、それが頸椎の偏位となり、腰椎の歪みとなり、神経・筋肉がこれに連動して全身に症状が起こると言われています（図10）。

しかし日々の臨床経験から、下顎の偏位から神経・筋肉が連動して起こす全身症状、では説明のつかない現象もありました。

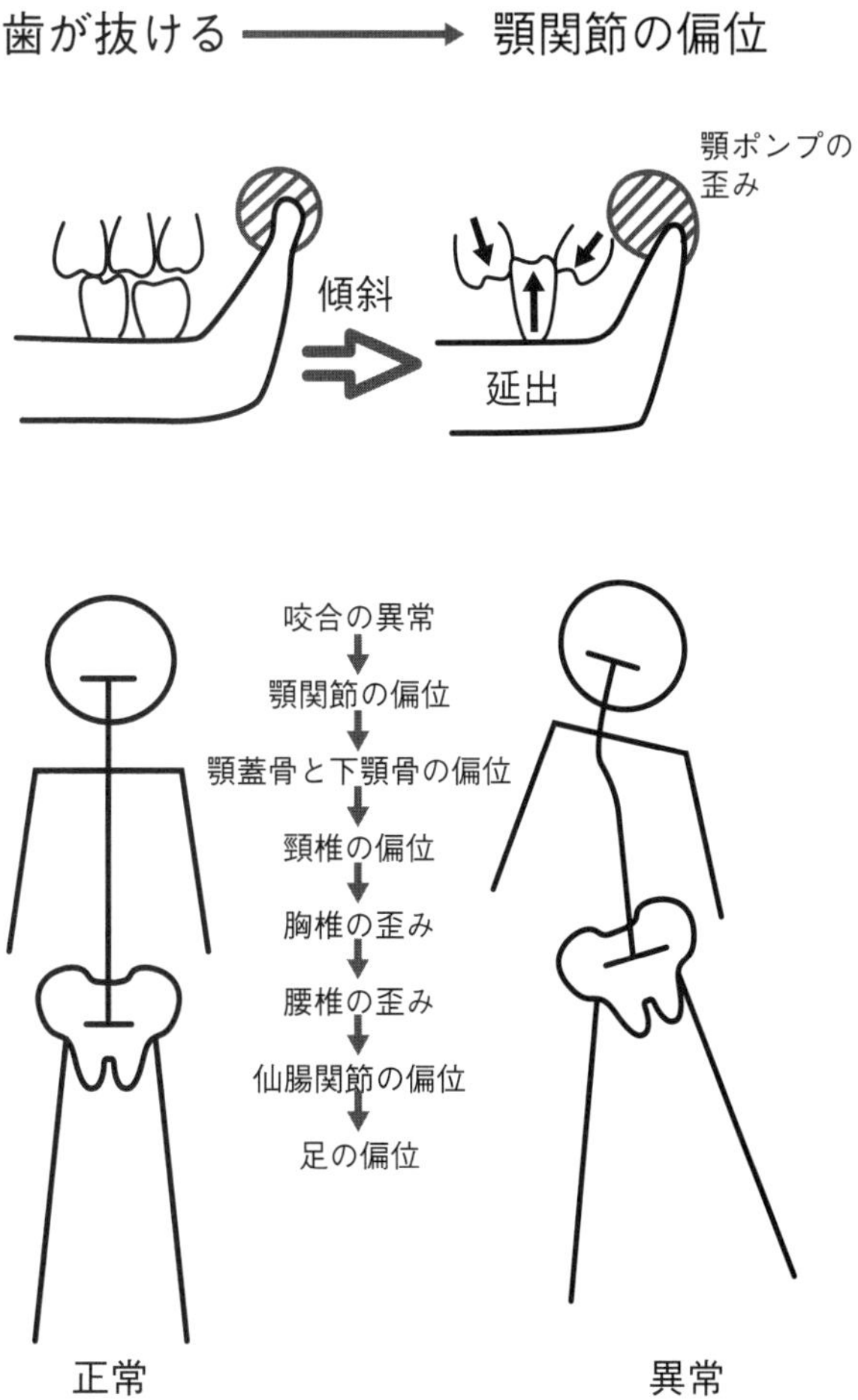
歯が抜ける
顎関節の偏位
顎ポンプの
歪み
傾斜
延出
咬合の異常
顎関節の偏位
顎蓋骨と下顎骨の偏位
頸椎の偏位
胸椎の歪み
腰椎の歪み
仙腸関節の偏位
足の偏位
正常
異常

図10

そこでもう一つの理由があります。それは顎関節に、第二の心臓とまで言われている、血液を回すポンプがあるのです（P29図6参照）。これを聞いてピーンときませんか。

先に、口から動物の原型はできたと述べました。また、気の流れは口の周りで始まり口の周りで終わっていると述べました。また、気という字は氣と書いて口で食べることに通じます。図6の顎のポンプは、まるで気の流れ・経絡を回すポンプではありませんか。

口と人の気の流れ・経絡

口と人の気の流れをもう一度、整理して書いておきます。

先に口より気の流れが始まり口で終わると述べました（P44～49 図12～17）。先に発生のことを考えれば、口から肺経、心経、肝経とかいうそれぞれの働きの気の流れの経・電磁波の経ができて、その後に肺とか心臓とか肝臓とかいう臓器ができたことも考えられると述べました。実際に鍼灸治療では、臓器とは違い、手や足の気の流れ（経絡）とツボを使って臓器を治療しています。

四足動物の図で述べておきますが、前面を通る気の流れは、陰経と言います。後面を通る気の流れは、陽経と言います。

なぜかというと人も動物も四つ足になれば、前面は日の当たらない陰となり、後面は日の当たる陽となります（P15 図3）。

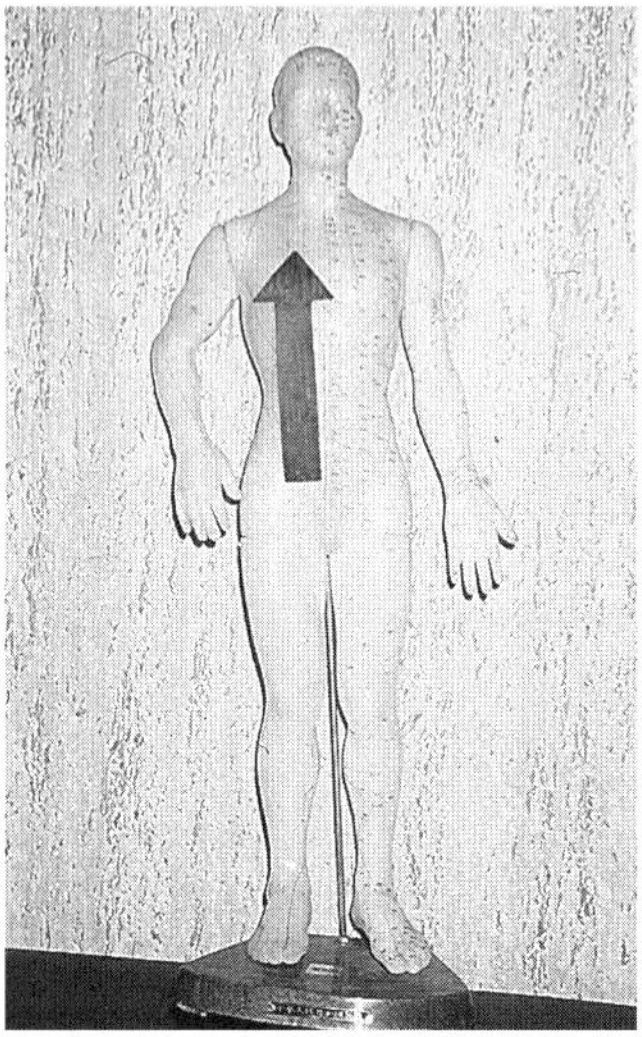
写真②

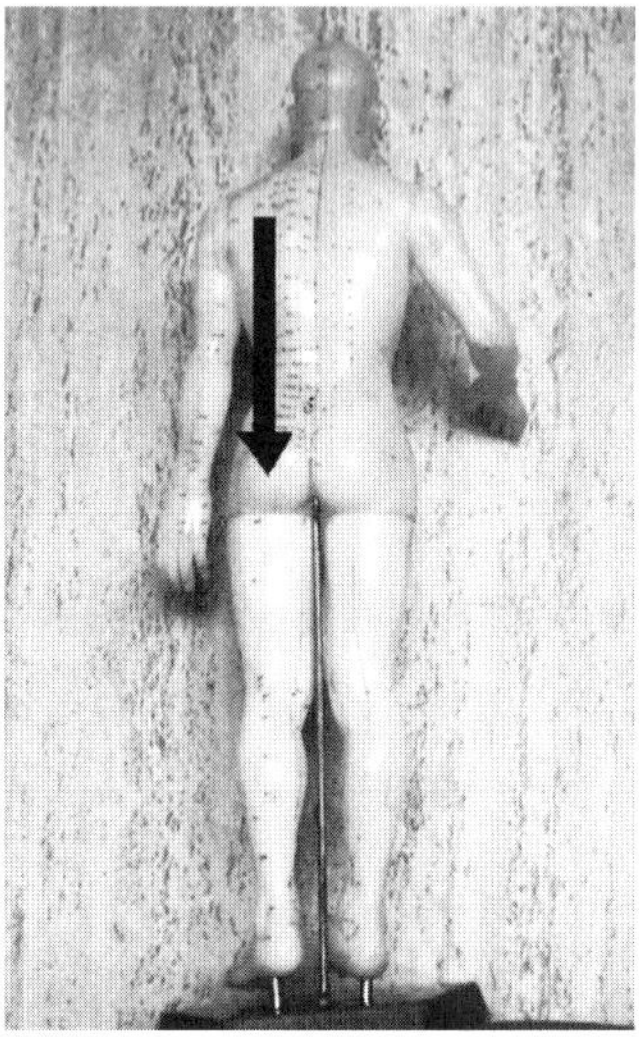
写真①

それで気の流れ（経絡）は、前面は陰経・後面は陽経と東洋医学では呼びます。

写真①が体の後面を通る陽経です（P15 図3参照）。

これは気のポンプ・口によると思われます。

咬み合わせの病気・顎関節のポンプの異常は前面の筋肉ではなく、背部の筋肉に異常が起こることでも分かります。

そして気は足から体を上っていき、口の周りに入ります（写真②）。

これが体の前面を通る陰経です（P15 図3参照）。この流れは毛細血管現症によると思われます。
この気の流れで東洋医学が分かりやすくなります。

第二章

健康医学を分かりやすく

東洋医学が分かりやすくなる

病を癒す口、の話で東洋医学が分かりやすくなります。

東洋医学は一般的にアウトローの医学、非科学的な古い医学とのイメージを持たれることが多いです。

しかし、米国の有名な西洋医学の博士が、現代医学を批判して「東洋医学が文献の『非伝統的治療』の欄に入っているのを見ると、私は思わず苦笑してしまうことがあります。西欧社会からすれば非伝統的かもしれませんが、じつは東洋医学以上に伝統的な治療法は、他には考えられないからです。東洋医学にはその格調の高さにおいて、西洋医学を補完する力があるようにも思われる」と述べられて、具体的に「血管の脈を診断する脈診では東洋医学と西洋医学ではモナリザと新聞漫画ほどの差がある」と、逆に西洋医学は新聞漫画で東洋医学はモナリザの絵画であると賞賛しています。

この東洋医学が、東洋人には、お餅に入っているヨモギなどの薬草、お灸などの鍼灸治療と古来より生活の中に入り込んでいます。

しかし、東洋医学を理解するのには陰陽・表裏・虚実・寒熱・木火土金水と、それぞれに深い意味があるのですが、難解です。

これから難解な東洋医学が、病を癒す口で分かりやすくなることを述べます。

〔気の流れ・経絡〕

何年も東洋医学を勉強している人でも「東洋医学・漢方は難解なり」と言っています。

また、東洋医学を解説した現代医学の専門書の冒頭にも「……略……鍼灸の体系は、思弁的に構築されたものであるから、そのまま科学的、論理的に分析し、理解しようとしても無理であり、不可能であると考える」と書かれています。

事実、血液から神経。組織から細胞。また、細胞をいくら細かく調べてみても、気の流れ（経絡）やツボに当たる所はどこにもありません。ところが、どこにもない気の流れが、病を癒す口、の理論から考えれば分かりやすくなります。

毛細管現象で上がって、顎の経路ポンプで下がります。これを経路から、毛細管現象で、足↓胴体↓手↓口の周りへ流れていき（図12、13）、顎のポンプで口の周りから直接↓足へ、そしてまた、足↓胴体↓手↓口の周りから↓足（図14、15）。そしてまた、足↓胴体↓手↓口の周りから↓足（図16、17）と、東洋医学の15の気の流れが書いてある通りにつながって流れています。

図11には難しい固有名詞が並んでいます。ツボでは何十何百の難解な固有名詞がありますが、三通りの気の流れがあると解釈すれば分かりやすいです。

気の流れ、経絡は気・電磁波です。

西洋医学は物質の医学で東洋医学は気・電磁波の医学だからではないでしょうか。最初に述べたように細胞や分子、即ち物質ではなく、気・電磁波が健康を形成することがわかります。

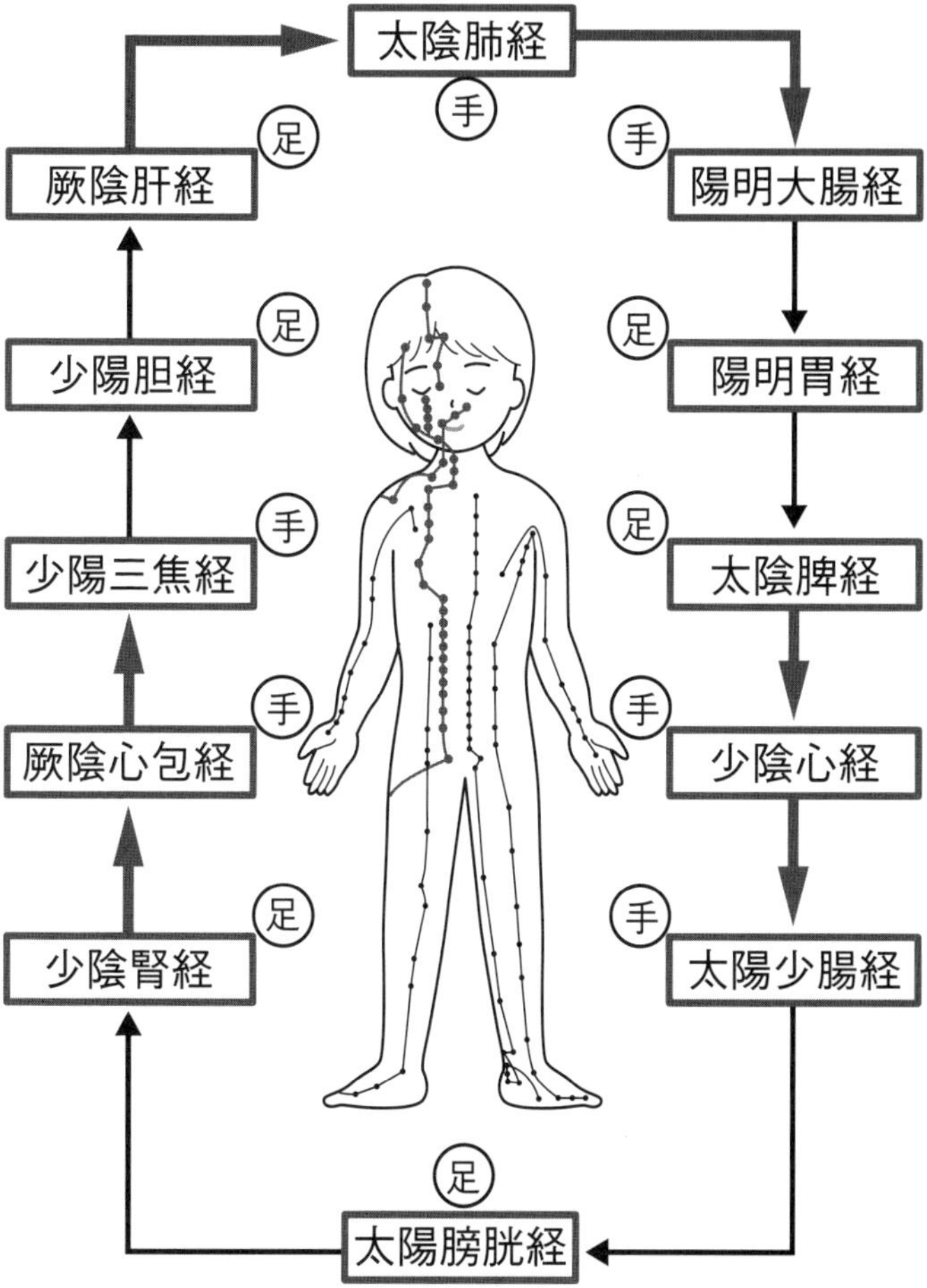
太陰肺経
手
手
陽明大腸経
足
陽明胃経
足
太陰脾経
手
少陰心経
手
太陽少腸経
足
太陽膀胱経
足
少陰腎経
手
厥陰心包経
手
少陽三焦経
足
少陽胆経
足
厥陰肝経

図 11

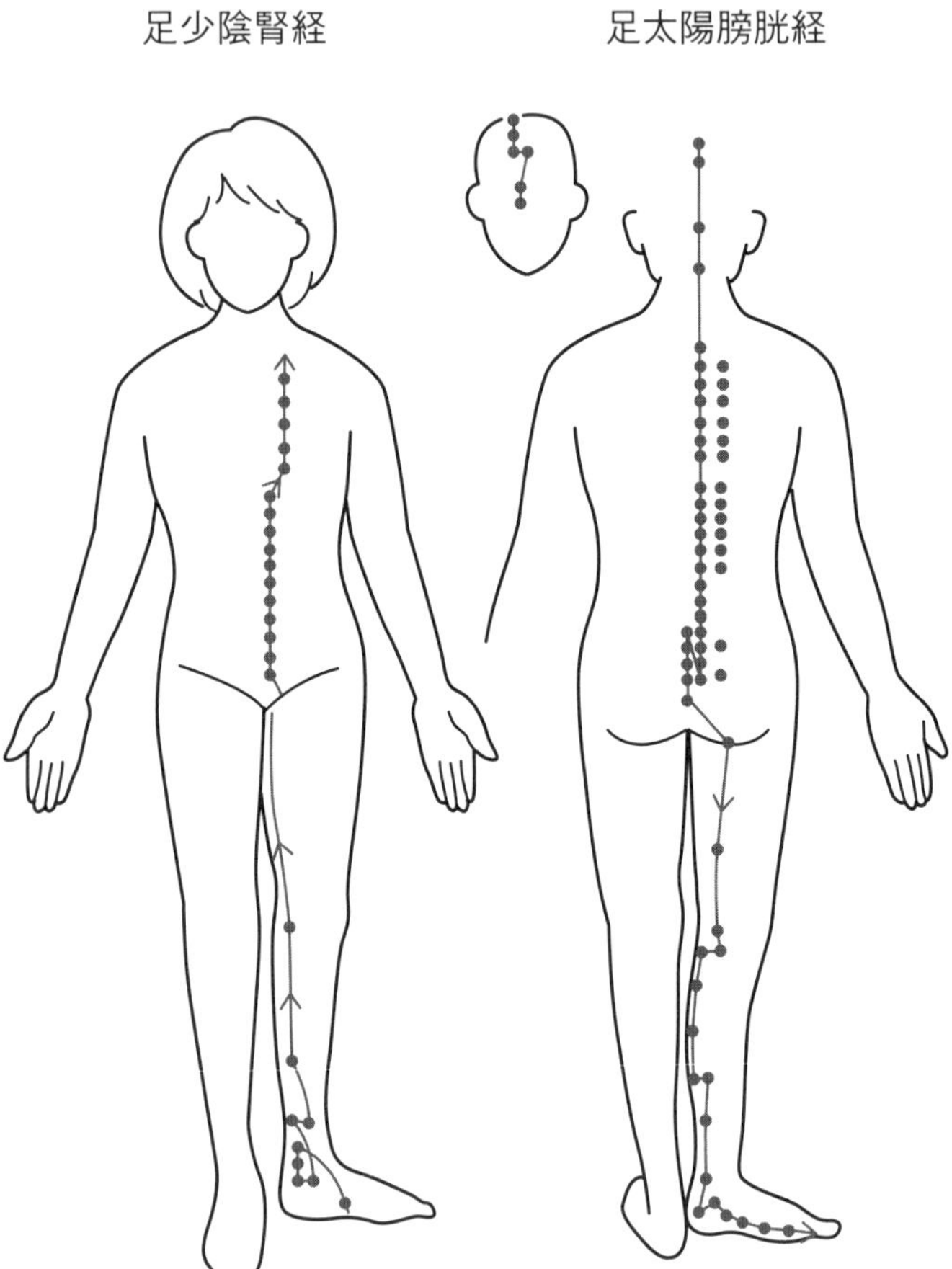

図12

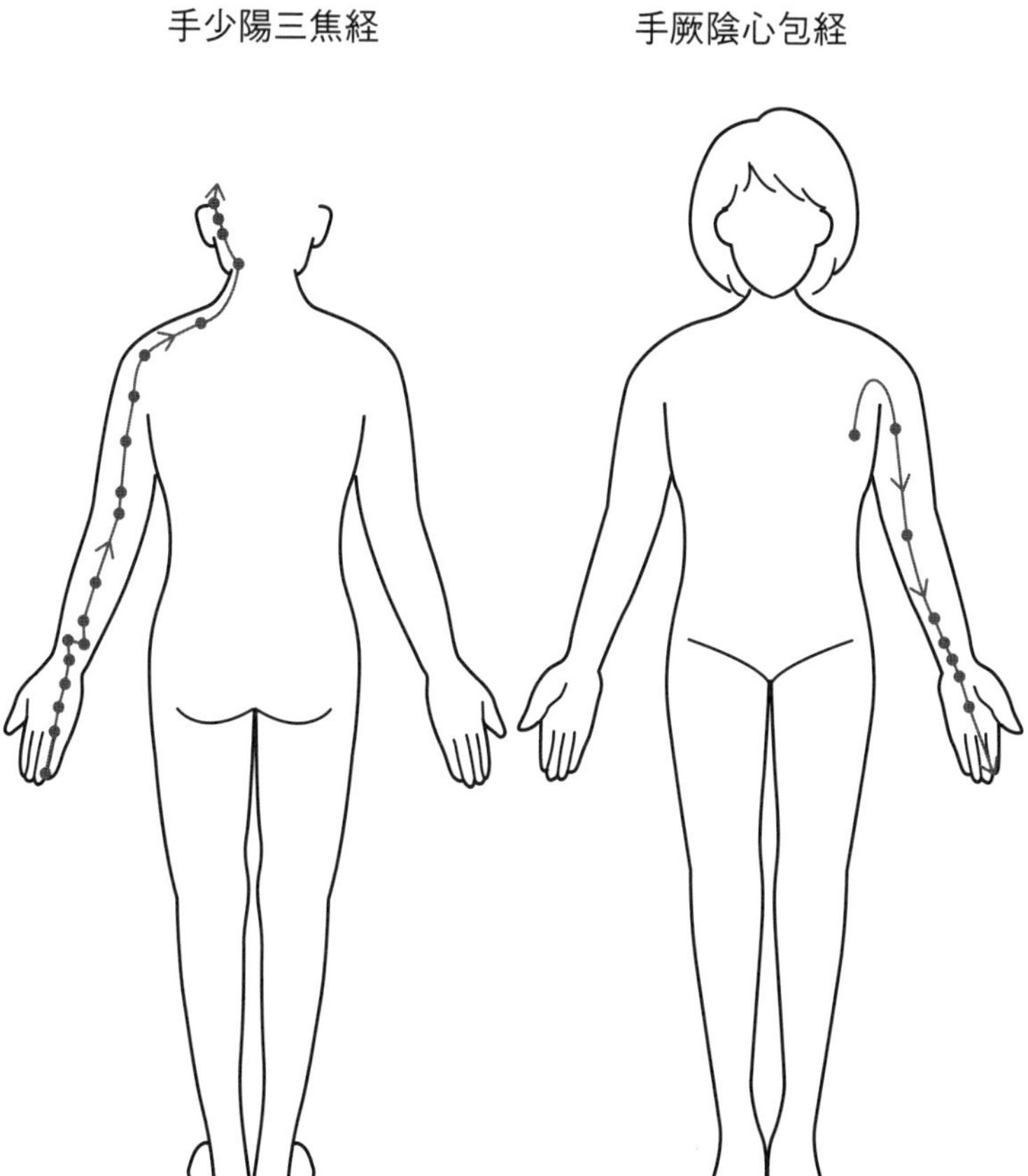

図 13

足厥陰肝経　　足少陽胆経

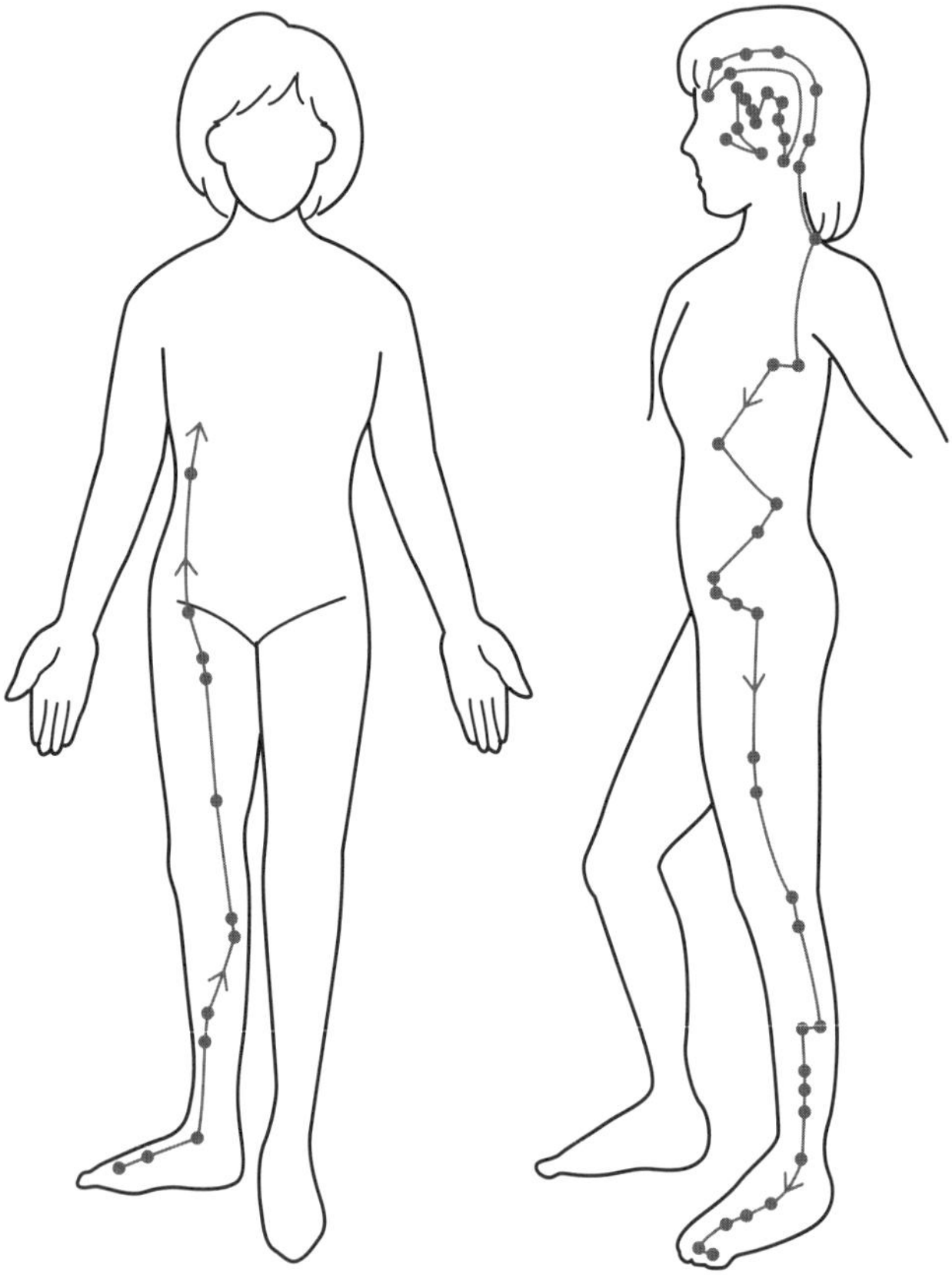

図 14

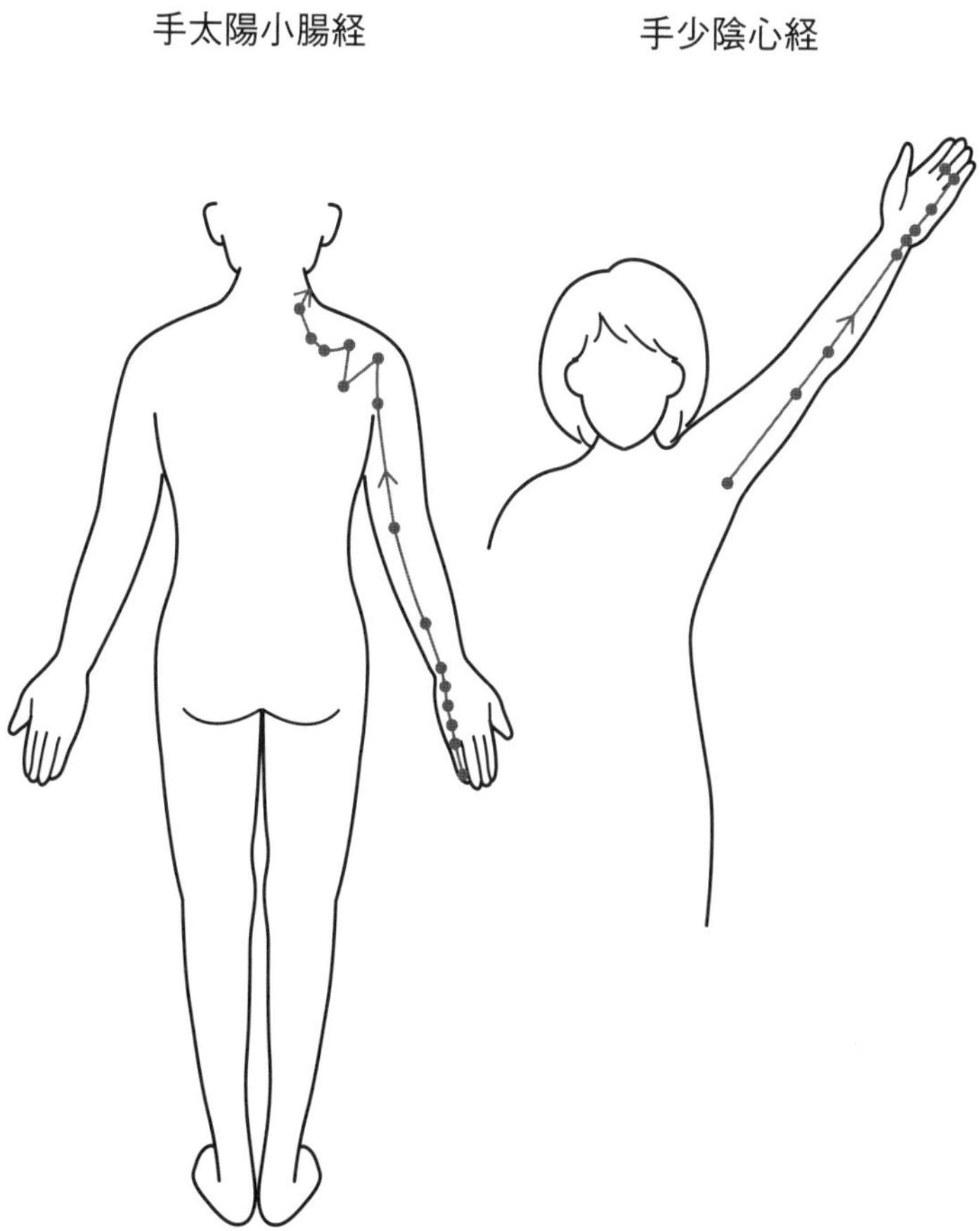

図 15

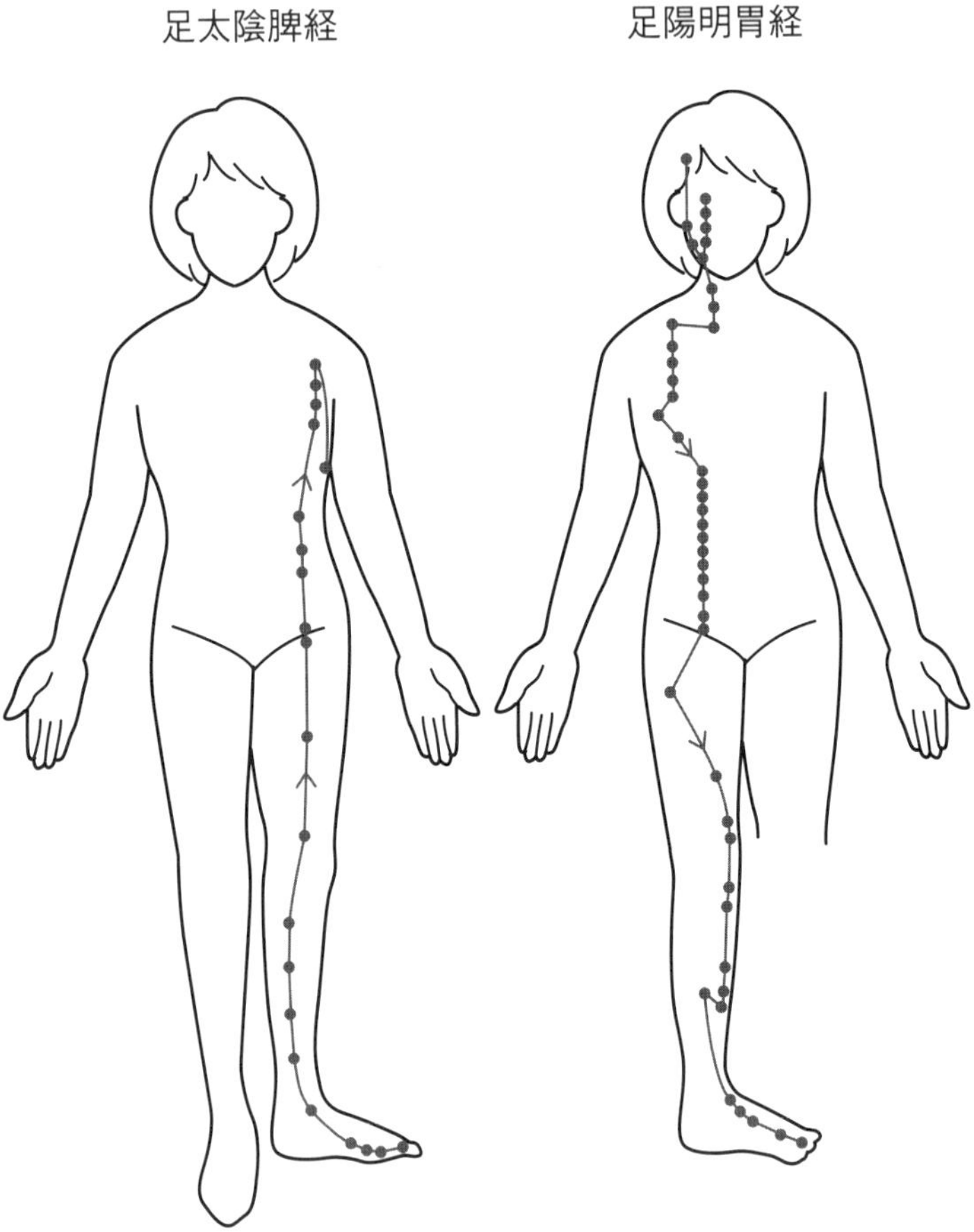

図 16

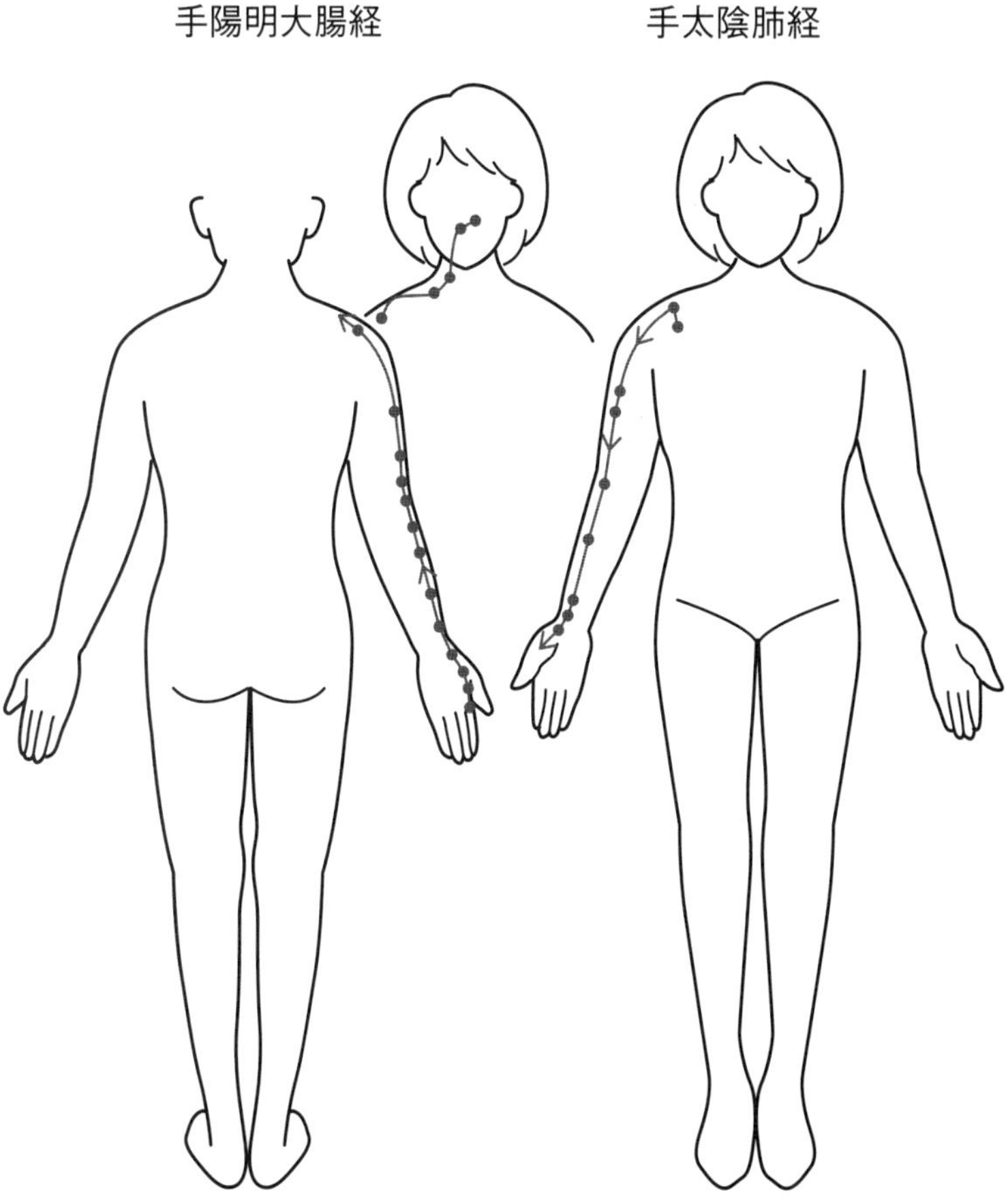

図 17

［木火土金水］

先の陰陽の経路と共に陰陽五行説として東洋医学の根幹を成す、木火土金水の五行説。

木が燃えると火が生じ、火が灰になると土が生じ、土の中で金が生じ、金属から水滴が生じ、水から木が生じる、という説であります。その説に臓器を当てはめて、腎（水）は肝（木）を養い、肝（木）は心（火）を養い、心（火）は脾（土）を養い、脾（土）は肺（金）を養うとあります（図18）。

やはり二千年前の東洋医学はおか

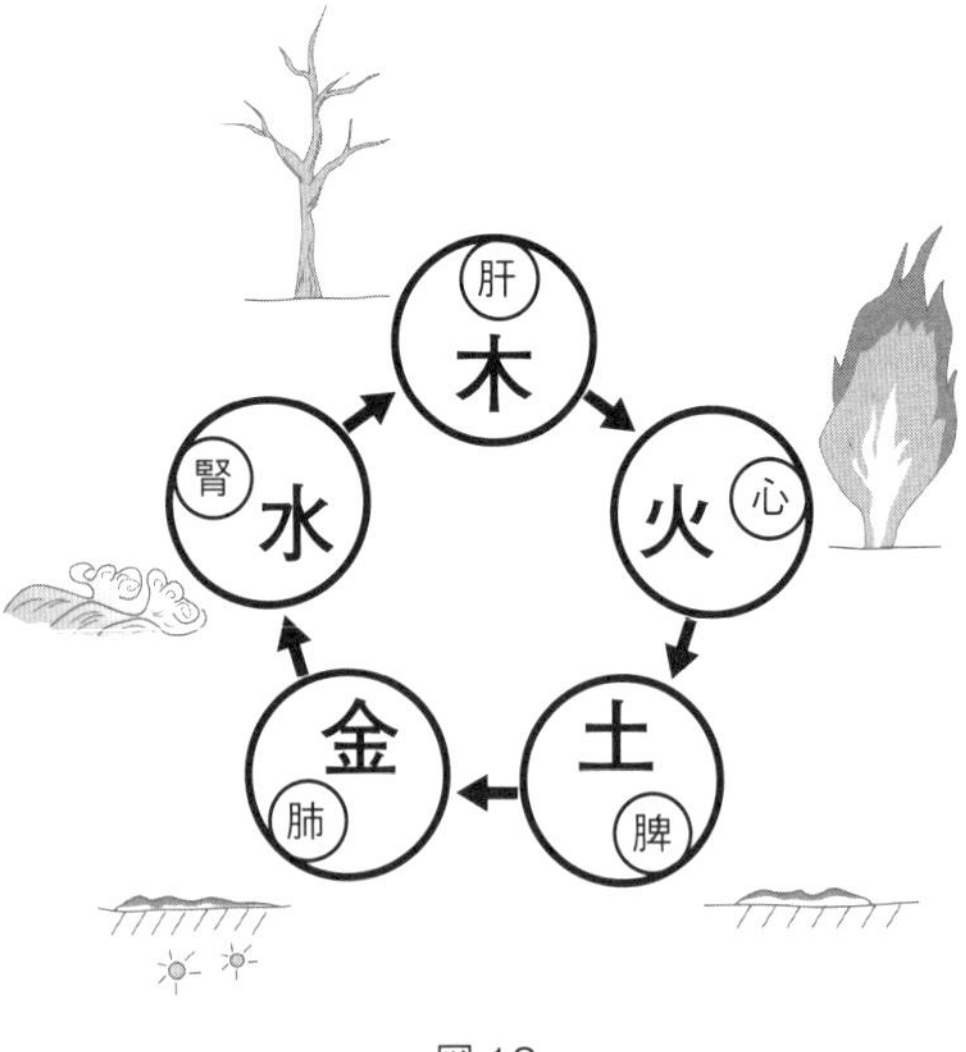

図18

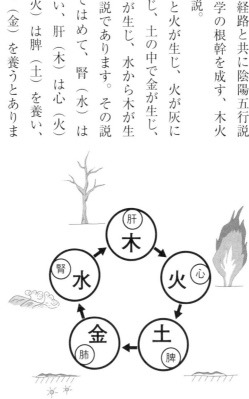

しい空想空論と思われていましたが、実際の臨床では不思議なことに、この方向に病気が働いていき、またこれで治療の効果も上がるようです。しかし、その理由が分かりません。これも、下から体液が腎↓肝↓心↓脾↓肺と毛細管現象で流れてそれぞれを養っている、と考えれば分かりやすくなります。

この五行説で気の流れ・経路も分かりやすくなります。古来から言われる図18の順番は、陰陽五行説と同様に深い意味があると思われますが、木金土火水と相剋の関係になっています。

これを木火土金水の五行の相生に並べ替えると分かりやすいです。

まず「水」膀胱・腎経で脳・脳下垂体の位置から指令が毛細管現象の源泉である湧泉に行き毛細管現象が始まります。そして「木」の胆・肝経、「火」の心・小腸経、「土」の胃・脾経でそれぞれの顎関節の気のポンプで気を回して「金」の肺・大腸経で気・経路が再び脳に戻る、と五行説のとおりにすると分かりやすいです。

その他、東洋医学の古来よりある多くの難解な言葉が顎関節と東洋医学で分かりやすくなります。

[東洋医学の審査診断]

顎関節と気・経路を応用すれば東洋医学の審査診断も分かりやすくなります。

漢方は木火土金水、陰陽、湿熱、実虚、寒熱、表裏、風邪、寒邪、熱邪、湿邪、衛分、気分、栄分、血分、とその上に五臓六腑が結びついて、これを幾可学的に結んだら何万という項目が出ます。それは「難解なり」です。

これをまず（A）実（B）陽虚（C）陰虚（D）両虚と4つに分けます（図19）。

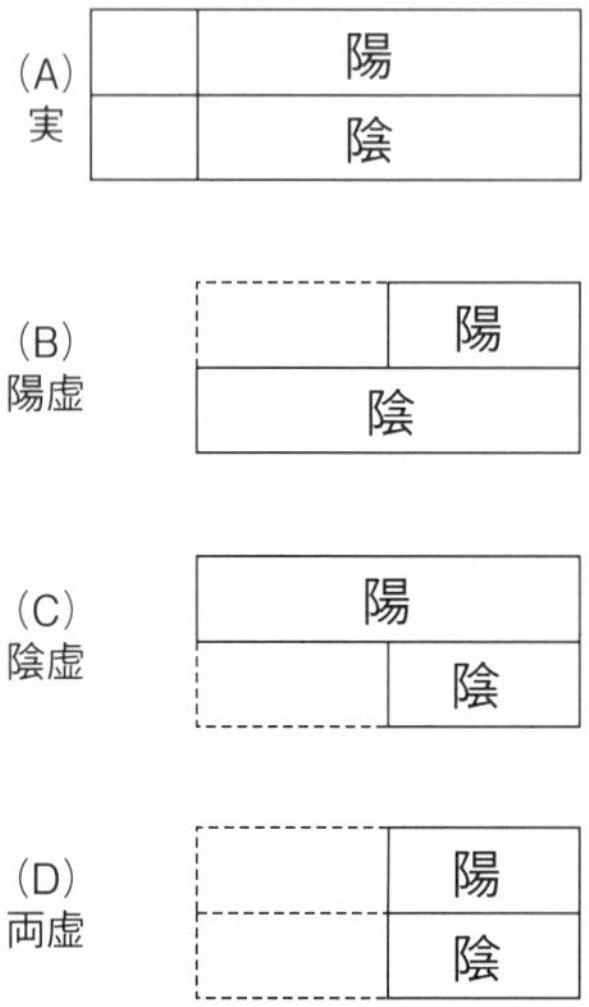

図19

（Ａ）実……気のポンプ作用と毛細管現象が過剰にある人。
（Ｂ）陽虚……気のポンプ作用が不足している人。電磁波の不足している人も含む。
（Ｃ）陰虚……毛細管現象の不足している人。
（Ｄ）両虚……気のポンプも毛細管現象も両方不足している人。

（A）「実」（写真A）

気のポンプ作用と毛細管現象が過剰である時。例えば、悪い細菌が体に侵入しようとする時に、体の防御反応として出る場合に「実」がでます。舌が赤くなり、脈が大きく、多くなります。体質的に「実」の人もいます。

（B）「陽虚」（写真B）

気のポンプ作用が不足している時、電磁波が不足している時。口を始め何かの持病で、電磁波が弱まっている時。

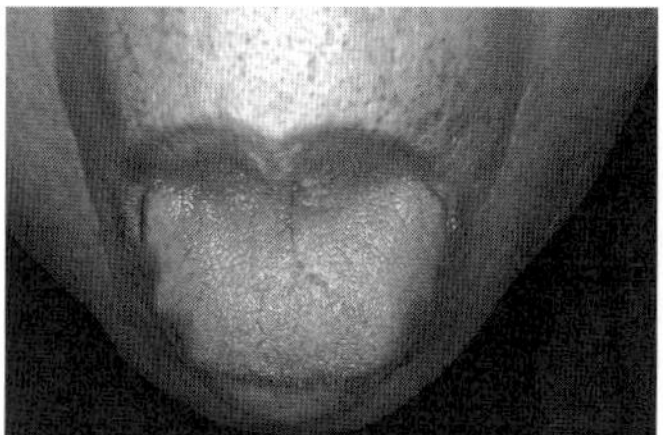
写真B

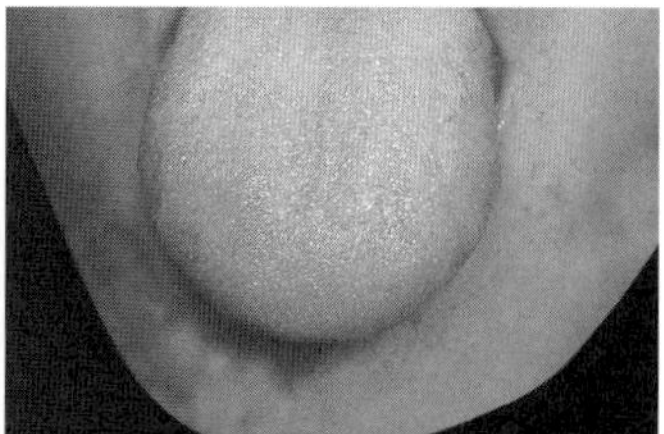
写真A

体が弱っていることを意味します。舌は白く、紫、青、となっていきます。紫色や青色になることは体が弱って、体液に細菌や毒素があるのかもしれません。また、歯痕といい、舌の辺縁に歯の圧痕痕が付きます。

漢方書に「陽失すれば、陰盛んになる」とあります。陰陽表裏一体だから陽が弱くなれば陰が助け、毛細管現象が盛んになり、舌は水っぽく、ぼてっとして大きく（胖大）なります。

（C）「陰虚」（写真C）

毛細血管現象が不足するので舌は縮んで「しわ」ができます。水分が少なくなるので、血液分が多くなって赤くなります。

（D）「両虚」（写真D）

陽虚と陰虚の下の症状が両方出ます。例えば、舌が紫色になって「しわ」が出るなど。

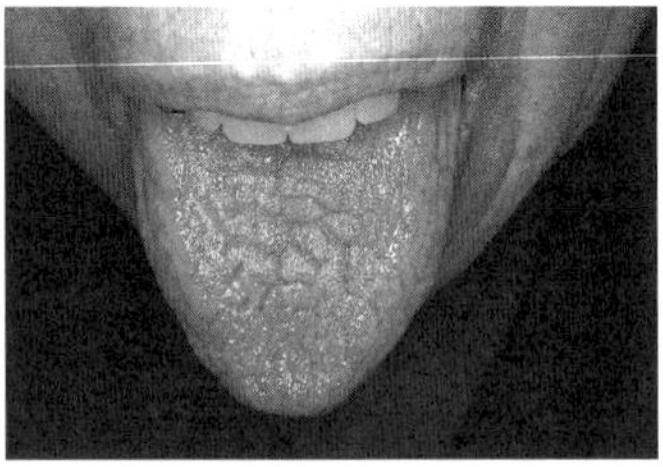
写真C

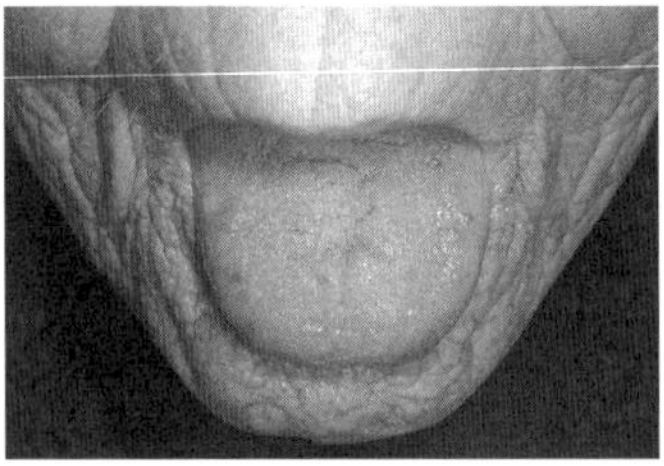
写真D

舌苔といって舌の上に苔が生えて白くなったものがあります。専門的なことは分かりませんが、これを「お餅の上にふくカビだ」と想像します。白ければ無害で、黄色なら少し悪く、黒なら要注意。お餅は食べられません。舌苔は多くありすぎるのも良くありませんが、ほとんどなくてツンツルテンも良くありません。人間は、細菌に食べ物を消化してもらったりして共存しています。ツンツルテンなのは、その共存している細菌すら住めない異常な体の状態になっていまっているということなのです。

分かりやすくなった（と思う）、実・陽虚・陰虚・両虚と舌苔に他の湿熱、寒熱、表裏、衛分、気分、営分、血分、に五臓六腑の11の臓器を足していけば、「漢方は難解なり」ではなくなると思います。

本書のねらいは、難解な東洋医学を分かりやすくして、誰にでも興味を持ってもらうことにもあるのです。東洋医学に少しでも興味を持たれたら、次は漢方薬の説明に移りましょう。

漢方薬は効きます。効かないのは使い方が間違っているからです。

これほど、ブームになっているのに、肝心の薬局がどんどんスーパーのようになってきています。売り子が素人になってきているということです。しかも現代の医学は、西洋医学が主流になっています。薬剤師でも、医者でも、漢方の勉強をしないと漢方は分かりません。しかも漢方を何年勉強していても、漢方は「難解なり」と聞くことがあります。事実、漢方薬による事故が多発しています。漢方薬は、「陰陽」「実虚」「寒熱」で薬を飲むのです。カゼ、肝臓病、心臓病、で飲む薬はありません。「良薬、口に苦し」と言います。サルも病気になると苦い薬草を選んで食べると言います。漢方薬は何千年どころか人類以前の何万年、何十万年の体験と歴史があるとも考えられます。

また、漢方・東洋医学は気・電磁波の医学です。

そして口は気の源、即ち、口は気・電磁波の流れの源です。

病は気から、と申します。気は口から、です。

正に病は口で癒されるのです。

【五行説】

人体から自然界に至るまで、万物を木火土金水に分類した論理。

	五行	木	火	土	金	水
五臓の受け持つ役割から	五役	色	臭	味	声	液
病人の出す声の所属から	五声	呼	言	歌	哭	呻
五臓の精気の発する所から	五支	爪	毛	乳	息	髪
分泌液の所属から	五液	涙	汗	涎	涕	唾
感情の所属から	五志	怒	喜	思	悲	恐
五臓から栄養を必要とするもの	五主	筋	脈	肉	皮	骨
五官の所属から	五竅	目	舌	口	鼻	耳
消化器から	五腑	胆	小腸	胃	大腸	膀胱
臓器から	五臓	肝	心	脾	肺	腎
色の所属から	五色	青	赤	黄	白	黒
五臓の嫌う外気の性状から	五悪	風	暑	湿	燥	寒
五臓の食用や薬用になる穀物から	五穀	麦	粟	稲	豆	黍

五臓の食用や薬用になる動物から	五畜	鶏	羊	牛	馬	豚
方位の配当から	五方	東	南	中央	西	北
季節の配当から	五季	春	夏	土用	秋	冬
味覚の所属　また五臓の求める味から	五味	酸	苦	甘	辛	鹹
音階の専門的熟語から	五音	角	徴	宮	商	羽

古代の哲学思想であって、科学的にはおかしな理論だと思われていましたが、新しい現代の科学によって次々と正しいことが証明されつつあります。

〈例〉


「五色」で腎臓を悪くすると肌が黒色になります。

肝臓を悪くすると肌が青くなります。

「五主」で肺と大腸の「金」の所に皮膚があります。皮膚病は肺と大腸を治療すれば良くなることが多い。

「五志」で激しい怒りは肝臓を悪くします。また、肝臓が悪くなると怒りっぽくなります。

「五竅」で肝と同じ「木」の所に目があります。眼科の病気は肝臓が関係することが多いのです。

「五味」では肝臓は酸味に、心臓は苦味に、脾臓は甘味に、肺は辛味に、肝臓は味に感受性が高く、例えば、肝臓を悪くした人は酸を好むようになります。逆に、感受性が高すぎて臓器を傷つけるため、その五味を嫌って受けつけないこともあります。

この五行説は「陰、陽」の気の流れと共に、陰陽五行説として、東洋医学の根幹をなします。

陰陽・虚実・寒熱・表裏

【陰陽】

東洋医学では森羅万象、すべての物が陰陽に別れています。

昼と夜。雄と雌。先の四足動物でお話しした、日の当たる所の背面（陽）と日陰の前面（陰）（P15図3参照）。

人体で背面に下にいく陽経、前面で上に行く陰経。

植物では上にのびる木々や葉っぱ、下にのびる根。

天と地。そして上から地球にくる宇宙線を始めとする天の気、下から放散する地の気、というふうに、お互いが正反対でありながら必要不可欠のもので、万物の調和を司っているものです。

人体の病気から天候や天地の変異ですら陰陽の不調和と考えられています。つまり病気や天候の異変は、自然・生命に陰陽の調節機構が働いたことを意味します。


【虚実】

虚とは、人体にとって必要な物質や機能が不足している状態。つまり機能低下を意味します。実とは、不必要なものが存在するため、機能が過亢進にある状態です。

【寒熱】

その名のとおり、自然界の寒冷現象に似た病状を寒、温熱現象に似た病状を熱と言います。

【表裏】

表とは、病状が浅表部にある状態。初期で軽度と考えます。裏とは、病状が深部にある状態。病状が重度と考えます。

以上、虚実・寒熱・表裏の説明ですが、数千年の歴史を持つ東洋医学では、「陰陽」一つとってみても多種多様な考え方があります。

風邪・寒邪・湿邪・燥邪・熱邪

風邪・寒邪・湿邪・燥邪・熱邪とは、人体の外にある病気の原因となる病邪。

いわゆる外邪。

〈風邪〉

自然界の「風邪（カゼ）」の引き起こす現象と似た疾病を起こします。発病が急で、風のように変化が速い。症状として、発熱悪風、頭が重い、頭痛、鼻閉、流涙、舌苔は薄白。

〈寒邪〉

自然界の「寒冷」が引き起こす現象と似た疾病を起こします。即ち、薄い排泄物を出します。きれいな水状を呈した鼻水や痰、水のような下痢を出します。症状として、悪寒発熱、頭頂部の痛み、筋肉の強直、全身の疼痛、無汗、舌苔は白潤。舌質は淡泊。

〈火邪〉

自然界の「火熱」が引き起こす現象に似た疾病を起こします。症状として、高熱、顔面紅潮、目が赤い、尿が赤い。できものは赤く腫れあがり、熱を持ち痛みがあります。出血傾向が生じます。舌質が紅色。舌苔は黄色。

〈湿邪〉

自然界の「潮湿・水湿の停滞」が引き起こす現象に似た疾病を起こします。湿っぽい季節に起こりやすい。湿の性質は重く粘チョウで、除去しにくく経過は長い。症状として、身体や手足が重くだるい、運動制限や運動障害がでます。舌苔は厚膩。

〈燥邪〉

自然界の乾燥現象に似た疾病を起こします。症状として、鼻孔の乾燥、鼻出血、口乾、唇が乾いて割れます。喉の乾燥、乾いた咳、皮膚の乾燥、舌も乾燥。舌質は紅色。

衛分・気分・営分・血分

「衛」「気」「営」「血」は、外邪が人体に侵入した時の症状の進展と病理変化を示します。

〈衛分〉

症状の軽い時期。外邪に皮膚機能が関係します。汗が少なく、発熱、口乾、頭痛、舌質は紅色。

〈気分〉

症状がやや重くなる初期から中期にかけて。日常よく言われる、「気分が悪い」状態に相当します。外邪に各臓腑と血液循環が関係します。悪寒を感じる高熱、口が乾く、腹が脹満し便秘または下痢。尿は黄色で少なくなります。舌質は紅色、舌苔が白から黄になります。

〈営分〉

症状が重くなる、中期から最盛期。外邪に消化吸収、代謝機能等、体内の栄養が関係してきます。症状は高熱、いらいら、不安感、うわごと、痙攣、舌質は深紅で乾燥し、舌苔は少なくなるか、またはなくなります。


〈血分〉

症状が最も重くなる、最盛期から晩期。症状がさらに深部に伝入します。外邪に血液や体液が関係してきます。高熱、全身の痛み、うわごと、痙攣、卒倒。皮膚に斑点、吐血、鼻血、血尿、血便等の出血。舌は濃い茶色から暗紫色。

舌診

舌の部分が人体の部位と関連していることが、古来からの臨床経験から明らかになっています。

舌尖が心肺に、舌辺が肝胆に、舌中が脾胃に、舌根が腎に相当するとみなします。古来の専門書に舌中を肺となすという意見もあります。

●正常な舌

淡紅色、薄白苔と言われる舌で、舌質は紅潤で舌面に薄く白苔が多い。柔軟で、円滑自在に動く舌。

●舌質の色

淡（白）…色が正常より薄いもの。一般の貧血。
　白色に近いほど重症です。虚証、陽虚。
紅…………舌質の色が紅色。体力がなく内部で火の力が旺盛。
　舌の毛細管の充血が、血液の濃縮によって生じます。熱証、陰虚。
紫…………紫でどす黒い。体内にうっ血が蓄積していることを示します。
　淡い紫でなめらか。虚証。
藍…………藍でなめらか。陰虚証。

藍で乾いている。熱証、寒証。

●舌苔

[白]　表証を示す。

舌苔が薄く、白くなめらか。病邪が、体を侵した初期。

白くねばねばしている。内に痰湿がこもっていることを示す。

白くて舌苔が厚くねばねばしている。

湿邪がはげしい。石鹸のように白くねばねばしている。消化不良ぎみで、内に湿邪がこもっています。

[黄]　普通は、裏証、湿熱証を示す。

淡い黄色で乾燥している。病邪が表から裏へ進行しています。

黄色でねばねばしている。湿熱。

舌苔の上にアカがたまっているよう。湿が熱より旺盛です。

黄色で舌が焦裂している。熱が湿より旺盛です。

[灰黒]　裏証を示す。黒苔は病変の重篤な場合が多い。なお、黒色の厚い舌苔は

感染症や抗生物質の治療後に見られると言われます。
灰色で薄くなめらか。陰寒。
黒で乾燥している。熱が盛んで、火が極まっています。
黒でなめらか。陽虚寒盛。

●陽虚の舌

組織間液が増加するため、舌は淡い白になり、胖大して辺縁に歯痕があります。舌苔は白くねばねばしています。

●陰虚の舌

舌は紅色で、舌苔が少ないか、またはない。さらに軟になり、割れ目ができます。

●表証の舌

邪気が身体を犯そうとする時に正気がこれを撃退するために、体表で争いを始めると表証が形成されます。寒と熱があって、表寒証では薄い白苔ができ、表熱証では薄い黄苔ができます。

【気・電磁波の診査診断】

先に東洋医学を解説した現代医学の専門書の冒頭に「……略……鍼灸の体系は、思弁的に構築されたものであるから、そのまま科学的。論理的に分析し、理解しようとしても無理であり、不可能であると考える」と書いてあると述べました。が反面、有名な西洋医学博士が「東洋医学にはその格調の高さにおいて西洋医学を補完する力が有るように思われる」と述べています。

即ち、西洋医学は気・電磁波を無視したことが欠点かもしれません。

ところが、この気・電磁波が現代医学で審査診断に活用されるようになりました。

近年、フランスのP・ノジェが証明して有名になりましたが、人体の一部、耳に全身の気・電磁波が集まって人の形をしています（図20）。

この現象は耳だけではありません。顔にも、足にも手にもあります（図21）。頭蓋にもあります。

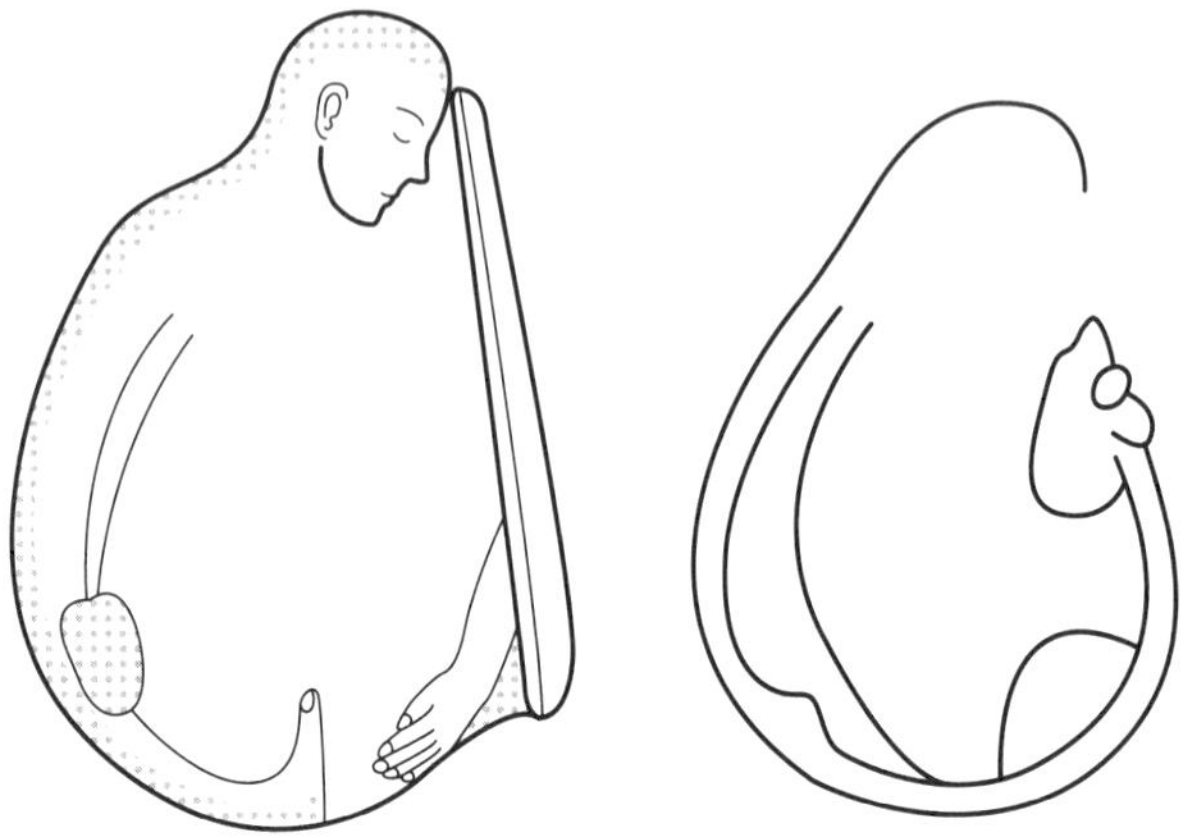

図 20

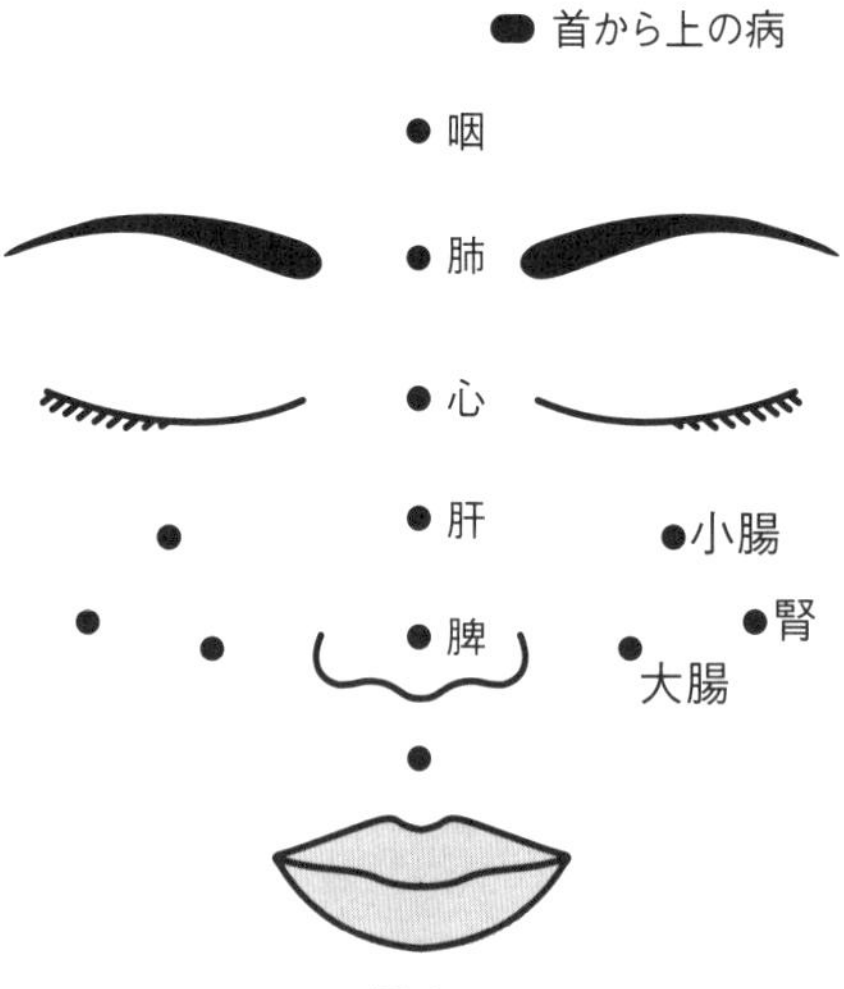

図 21

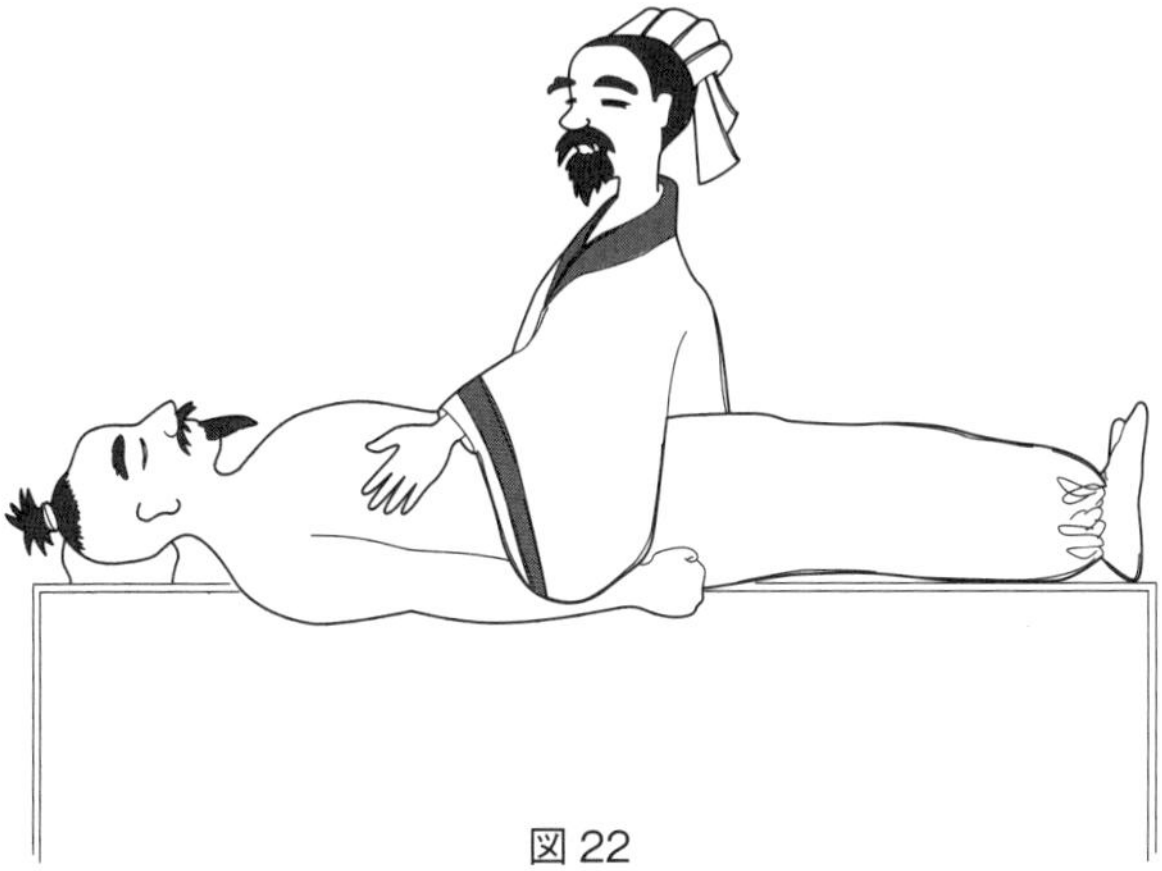

図22

同じように、人の形をして投射されます。何千年も前からある東洋医学の本に書いてあります。即ち東洋医学では顔を、耳を、手を見れば体を審査診断できることになります。

これを気の源・口から考えれば、顎のポンプから発せられた電磁波が全身を回って投射されたことになります。つまり近くの器官はより遅く、それはあたかも人の形のように見えます。また、電磁波と顎のポンプのような何かの刺激がないと、このようなことは起こらないのではないかと思います。

先に述べたように、この気・電磁波で東洋医学は手をかざして体の電磁波の異常を一瞬にして見つけて診断します（図22）。

また、現代医学で人体にこのような電磁波

の働きを利用した審査診断があります。

有名なのがアーム（手）テスト、アプライド・キネシオロジーです。

【アームテスト（バイデジタルOリングテスト）】

例えば、被験者が左腕を横に伸ばし、右上で自分の体の検査したい部分に触れます。被験者の右手が、異常な部分に触れると左手は水平に保とうとする力が弱くなって、下に下がってしまいます（図23）。

このように手の力の強弱で病気を診断する方法です。またこの原理を指に応用したのがバイデジタルOリングテストです。

現在では現代医学にも応用され、癌を始め多くの病気の診断と治療に利用されています。このテストにおいて人体に影響があると、手や指の力が弱まります。

この原理については「人の体の異常な部分は、正常な部分とは違った電磁波を持って、そこを刺激すると、脳に伝わる。人の脳は、どんなコンピューターよりも小型で優れている。脳はその部分が病的であるかどうかを判断し、手の力で表す」と言

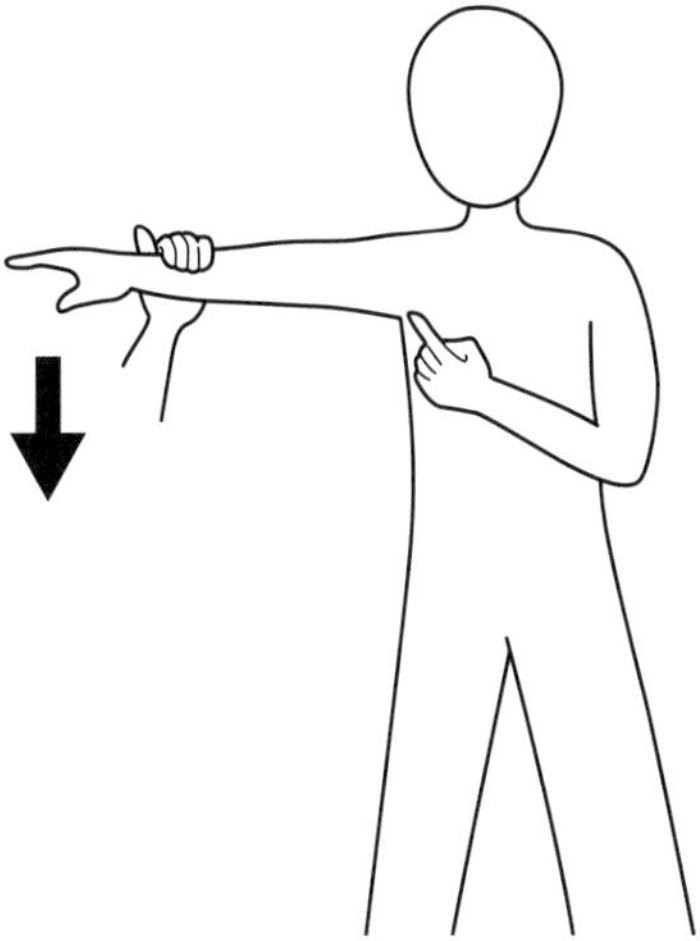

図23

われています。

東洋医学の診断は「手をかざして体の電磁波の異常を見つけて診断する」と述べましたが、このことは魔術や宗教にも通じて大変嫌な感じがします。しかしアームテスト（バイデジタルOリングテスト）によって、より科学的になりました。病気はもちろんのこと、ウイルス、細菌、それを治す薬の種類から個人個人に合った量までこのテストによって分かります。

東洋医学から現代医学へと見事に結びついた画期的な診断、治療法です。

この画期的なアームテストの原理を、気と口からも説明することができます。手と指は顎のポンプからくる気の流れと毛細血管現象の流れとが衝突するところです。手には何キロも先に電磁波を出したり、電磁波を共鳴させて病気を治したりする特殊な働きがあります。

死んでも残る気・電磁波がないと、アームテスト（バイデジタルOリングテスト）で診断するような作用は起こらないと思います。

死んでも霊魂として残る気・電磁波によって神羅万象の健康医学が形成されています。

西洋医学を分かりやすく

現代医学といえば西洋医学です。西洋医学から、病を癒す口、を述べることは、まさに魚が水を得た項目と言えるでしょう。

口は痴呆症、拒食症や過食症、メタボリックシンドローム等、さまざまな病にかかわっています。

【口と痴呆症】

新聞に「……東北大学の研究で痴呆症を起こすのは脳の『海馬』と『扁桃核』の萎縮による……」という記事が出ていました。痴呆症とはボケとも言われる物忘れの病気です。

口の関節の図6（P29）と「海馬」と「扁桃核」の図24を見比べれば、「海馬」と「扁

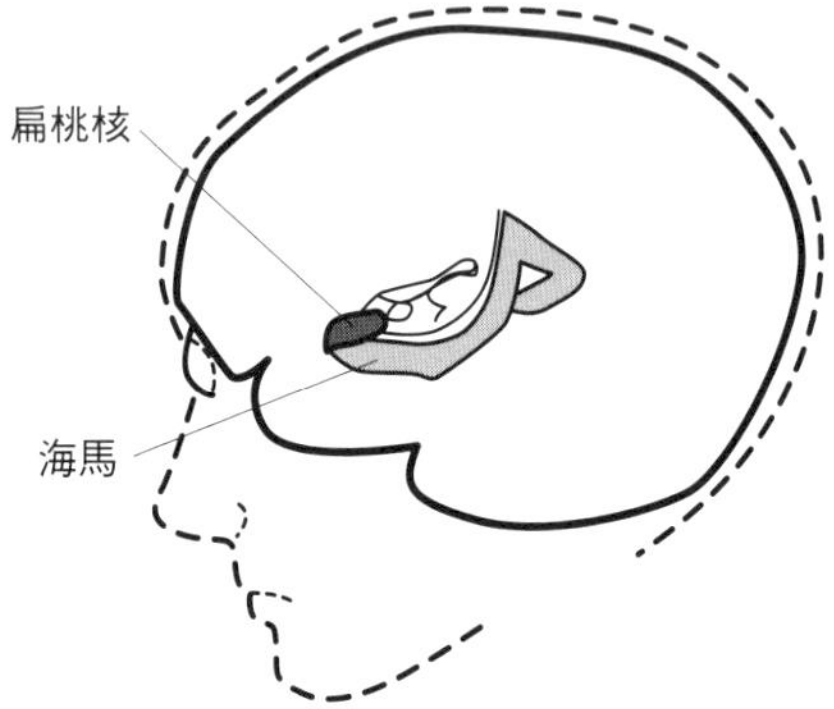

図24

桃核」は口の関節の横にあります。

先に述べた図2（P14）のように口から脳の原型ができたのです。

ですから痴呆症も噛むことで良くなります。良く噛める人はボケも少なくなります。噛めなくなると枯れ木のように気がなくなって、痴呆症・ボケが増加してきます。

ネズミの動物実験で、歯を全部除去してしまうと、先に述べた脳の海馬・扁桃核が薄くなってボケてきます。噛まないネズミは脳血流量が低下し、学習能力が無くなってきます。

朝日大学の船越正也先生のネズミを用いた動物実験では、ネズミを硬い固形

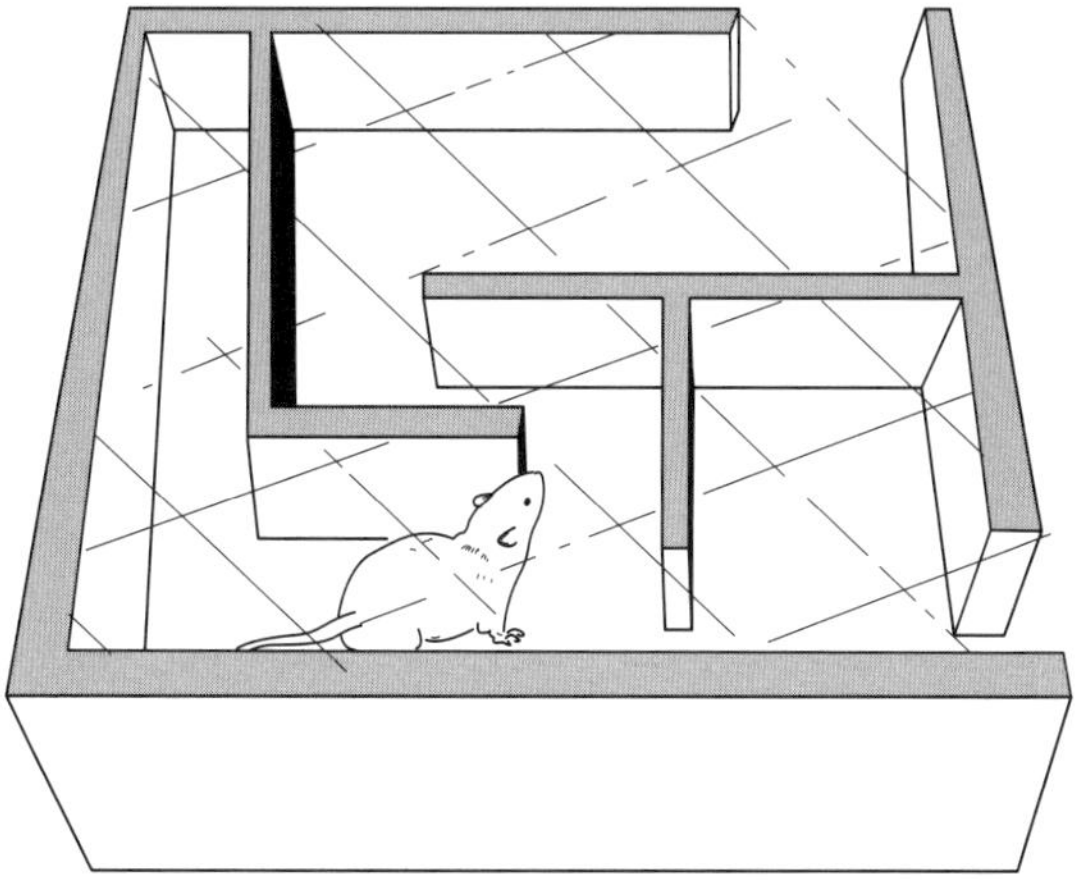

図 25

飼料を与える群れと、粉末飼料を与えて咀嚼しない群れに分けて飼育します。そして、図25のような迷路を作って出口に餌を置き、断食させたネズミを放ちました。すると固形飼料を与えられていたネズミは、粉末飼料を与えられていたネズミより約1.6倍もの成功率を上げました。

噛むことで海馬・扁桃核が発達して記憶力が増大します。逆に、噛めなくなると記憶力が薄れ、ボケ・痴呆症へと進んでしまいます。中高年は噛むことで老化防止になり、子供は噛むことで頭・学習能力が良くなります。

猿の動物実験では、片方の歯を全部抜いて育てると、歯のない方の脳は萎縮退化して、頭蓋骨すら陥没してきて不気味な様相を呈してきます。

人体で放射線物質を血管に注射して血の流れを見ると、口の関節の周りが第二の心臓の如く、他よりもダイナミックに血液が流れているのです。

脳障害で植物状態であった人が、口を動かし、噛んでいることで治ってくるという話もあります。

[メタボリックシンドロームを噛むことで治す]

メタボリックシンドロームとは、肥満を中心とした高血糖、高血圧、高脂血症のことを言います。今度、検診が義務付けられたこのメタボリックシンドロームも、噛むことで良くなります。

米国の有名なグルメの実業家が、よく噛んで食べて30kgも減量したのです。

……お金持ちの実業家はグルメでした。朝も昼も夜もフルコース。そしてデザートもたっぷり、よく噛まずにパクパク美味しいものばかり食べていました。ところがある日、鏡に映った自分の姿を見てびっくりしました。

青白く、ブヨーンブヨーンに太った、いかにも不健康な自分に変身してしまったではありませんか。それからは食欲もなくなってきて、体もだるく、気分も悪く、動くことも億劫になってしまっていました。そんな時に金持ちの実業家は、一軒の家族の食事風景に出会いました。グルメの実業家とは違って簡素な食事でした。しかし家族4人は実に楽しげに、一品ごとにしっかりと噛んで味わって食事をしているではありませんか。

「モグモグ、カミカミ、クチャクチャ」と何度も何度も噛み締めて味わいながら、実に美味しそうに食べていたのです。そこで何度も何度も噛み、味わう幸せを教えてもらった金持ちの実業家は、その後、「噛む」ことを心がけたため、30kgも減量してすっかりスリムになり、元気で健康な体を取り戻しました……。食事を何度も噛み締めながら20分、30分と時間をかけてゆっくりと食べると血糖値が上がってきます。血糖値が上がると、脳が満腹感を感じて空腹感がなくなるのです。そうすれば、脳が食べるのを止めさせるように命令を出し、食べ過ぎがなくなります。メタボリックシンドロームも改善します。

メタボリックシンドロームにはウォーキングや運動が良いとされますが、噛むことが基本です。

[過食症・拒食症と口]

過食症と拒食症も噛むことと関係があります。

動物実験では、ネズミを刺激してストレスをかけると短期間のうちに体重が倍に増えます。ガチガチと物を噛んで食べることにより、不安が解消されるからです。主婦が、主人か何かの原因で、ストレスを解消するためにガチガチと噛んで物を食べ、ブクブクと太る過食症と同様の理屈です。ストレスや不安な時は、口の体操か、箸や爪などを噛んでいれば太らないで済みます。

ガチガチと物を噛んで食べる過食症ではなく、全然食べ物を受け付けない拒食症の人にも、無理やり食べさせないで、口の体操か、箸や爪などを噛んでいれば、唾液やホルモンとの関係で、良くなってくるのではないかと考えています。

こちらは町の歯医者で、お医者さんでも何でもありませんが、拒食症で病院に通っているという方がおられましたので、今まで述べたことから「箸をカチカチと噛んでいなさい」とアドバイスをしたところ、後から感謝されたことがあります。

拒食症は10人に一人が死んでいくそうで他人事ではありません。しかもその本人以上に、家族は疲れ果てて苦しい思いをしています。

拒食症と過食症は同じ精神・脳の病でしょう。噛むことで治るのは口から脳の原型が出来たことからも分かります。（P14図2）

最初に話したように、宇宙飛行で、ナチスの強制収容所で、カチカチ噛むことが如何に大切なことか教えてくれました。医学部教授カズンズ博士は、笑うことで不治の病を治してしまいました。

なぜ、このように口で病が癒されるのか。

少し科学的に述べていきたいと思います。

まず唾液から述べていきます。

【唾液の重要性】

口呼吸は病気になる、鼻で呼吸しなさいと言います。事実、口呼吸は虫歯、歯周病、口内炎だけでなく、全身にいろいろな病気を引き起こします。なぜでしょうか？口呼吸は殺菌・免疫作用をする最高の薬・唾液を乾燥・枯渇させるからです。

唾液は最高の歯磨剤はですが、唾液は最高の薬でもあるのです。

怪我をした時に「唾を付けておけば治る」と聞いた方があると思います。また、犬は怪我をすればペロペロと傷口を舐めます。

この唾液は殺菌作用だけでなく、口臭も消してしまいます。

また、唾液は癌を防ぐとの、同志社大学・西岡一先生の研究発表があります。発癌物質が唾液に混ざると、その発癌作用が消える、即ち唾液が癌を発生させる活性酸素を消去するからです。

それから唾液腺から出るホルモンは皮膚、血管、神経を日々新しく成長させ、膠原病から癌、糖尿病と全ての病を防ぐ免疫力・抵抗力を付ける重要な役割をしています。まさに最高の薬です。臓器が口から発生したことからも、唾液の重要性は分かります。

余談ですが、昔から、一人の食事は味気ない、と言います。唾液の出が少ないからです。せっかくの栄養がある食事でも、唾液が出ないと害となって病気になることもあり得るということです。

唾液は最高の薬だと述べましたが、生きていくための必需品であり、否、唾液によって生命は生かされているのです。

幼児の検診の時に「指しゃぶりはしないといけない」と話しましたところ、未熟な方が「幼児の指しゃぶりは前歯が開いてしまう開咬（P170 写真⑦）になるから、ダメだ」と、こちらが悪い間違ったことを言う歯医者だと批判されました。

歯のない幼児は指しゃぶりをして唾液を十分出さないと病気になって死なないまでも弱い子になってしまいます。指しゃぶりを禁止して弱い子になってしまったらどうするつもりでしょうか。

幼児の指しゃぶりは、歯が生えてくる2歳にはよく噛んで、4歳までに指しゃぶりを止めさせれば開口になることはありません。

幼児から人は唾液によって生命を生かされているのです。

歯で噛むことで十二分に唾液が出ます。即ち、唾液を出して噛むことが如何に大切なことか、という話でもあります。

赤子がチュウチュウ唾液を吸い、ナチスの強制収容所でカチカチ噛んで唾液を出して生き残る。唾液を出す口は病を癒す口です。


唾液の重要性について、余談ですが、もう一つ話をしておきます。

最初に話した「２０１１年の福島原発の爆発事故で集団疎開した時、口腔清掃で口の中を綺麗にしていた人は病気にならず、汚くしている人は病気になりました。これで口の口腔清掃の大切さが医科でも医療として認められるようになりました。

これは歯科では何十年前も昔から言われたことです。否、二千何百年も前に、お釈迦さんが教えていたことです。そのお釈迦さんの教えは病気が良くなる、健康になる、有難いことだ、と仏教が広まりました」という話も良質な唾液が出るからです。

釈迦さんの仏教の約五百年後にイエス・キリストが生まれました。

イエス・キリストは、目が見えない等の不治の病を治し、死んだ人をも生き返らした、と有名な話で知っている人は多いです。

キリスト教の聖書に、お釈迦さんの弟子ではないが、3人の東洋の博士が来たと書いてあります。お釈迦さん同様に病気が良くなる、有難いことだ、とキリスト教が広まりました。

そのキリストの約六百年後にイスラム教のマホメットが生まれました。

イスラム教はキリスト教と聖地を同じくして、キリスト教と同じ神を崇拝していると聞きます。その教祖・マホメッドは、キリストのような不治の病を治し死んだ人をも生き返らすような特殊能力はありませんが、断食を始めとする東洋医学の影響があります。

イスラム教の聖書にキリスト教の東洋の博士と似たような人物も出てきています。断食は最高の薬・唾液を出して健康を創り出します。

お釈迦さん、キリスト同様に病気が良くなる、有難いことだ、とイスラム教は広まりました。三大宗教、仏教、キリスト教、イスラム教は、病気を治し健康を作り

出す三大医療ではないかとも思えます

以上、最高の薬・唾液の重要性、についての話です。

後から述べる口の体操、三千年の口の体操「気功法」も全て最高の薬・唾液の分泌が増大するから体の気力・免疫力が付くのです。

〔脳下垂体前葉〕

もう一つ口で忘れてはならない物に、ホルモンを支配する脳下垂体前葉があります。甲状腺と副腎皮質を支配し、性ホルモンから血糖値までを司るホルモンの総元締めです。

ホルモンとは、全身の機能を調整する物質。

〈脳下垂体前葉のホルモン〉

成長ホルモン――成長を促進する。

副腎皮質刺激ホルモン――副腎皮質ホルモン。抗炎症作用がある。
甲状腺刺激ホルモン――甲状腺ホルモン。新陳代謝を高める。
性腺刺激ホルモン――男性ホルモンと女性ホルモンを出す。

重要なことは脳下垂体は脳から分化したのではなく、口から頭部へと上昇していき、分化したものが脳下垂体前葉だということです。脳下垂体前葉は脳ではなくて口なのです。

口蓋裂（写真③）という病気がありますが、口から脳に向かって穴が開いているのが本来の生命の形です。

先に気の流れ・経路は顔の真ん中の口の上部から始まり、口の関節で動かし、口上部で終わると述べました（P44〜49 図12〜17）。脳下垂体前葉も口ならば、全ての気の流れ・経絡が口に始まり終わることが言えます。口から臓器の原型（P14 図2）が出来たのです。病を癒す口、の理論にも通じます。

それから、先にネズミは磁場を完全に遮断された環境に置けば、狂うか死んでし

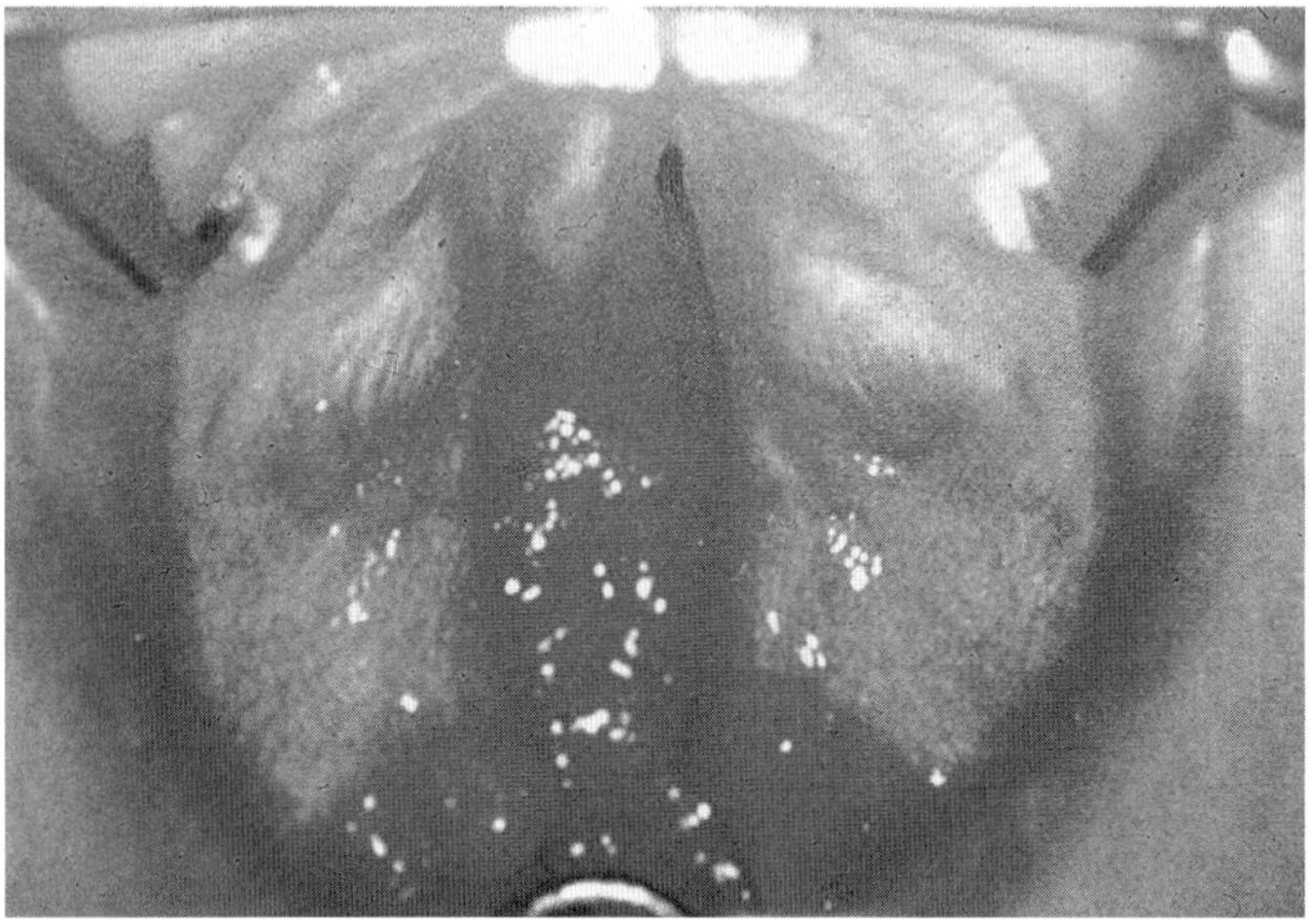

写真③

まうと述べました（P23 図5）。気・電磁波、磁場によって生命は生かされているとも述べました。脳下垂体のちょうど前に、磁性体を持つ磁気器官があります。

そして脳下垂体の後ろに磁気を感じる唯一の内分泌腺・松果体があります（図26）。

脳下垂体の周りは気・電磁波そのものので、まさに脳下垂体の源・口は気の流れの中心で、健康医学の中心でもあります。

[交感・副交感神経の自律神経]

好きな人に会ったら、心臓がドキドキして顔が真っ赤になります。このように自分の意思とは関係なしに起こって、臓器に働く神経が自律神経です。

脳下垂体が出ている視床下部（図26）が支配している神経が自律神経です。口は病をなぜ癒すのか、とも関係があるので述べておきます。

自律神経は交感神経・副交感神経に区別され、この二つは多くの場合反対の作用

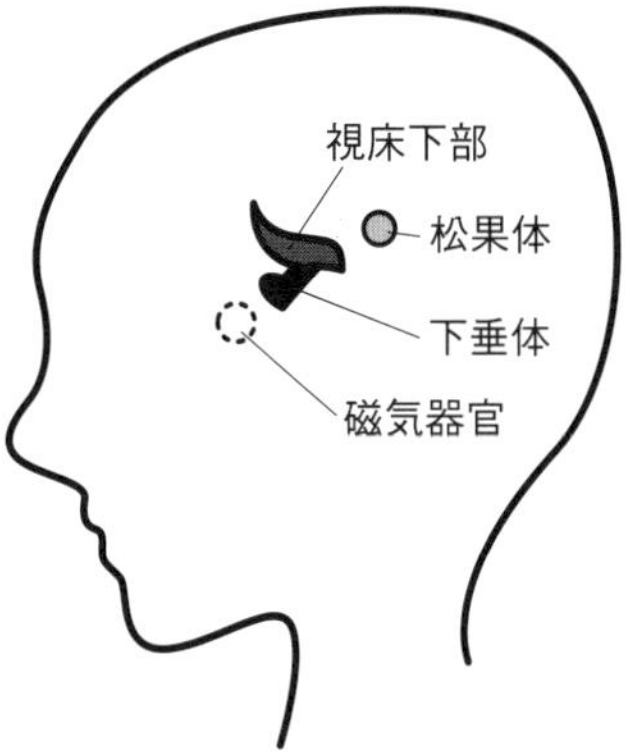

図26

をします。

交感神経は心臓や肺の動きを高め、胃腸を休ませ、体を活動させてエネルギーを出します。例えば、熊に襲われた時のような緊張状態です。

逆に副交感神経は胃腸の働きを高め、心臓・肺を鎮め、体を安静にさせてエネルギーを蓄えます。いわゆるリラックスした状態です。

この交感・副交感神経は全て、亢進と抑制の逆の働きをすると述べました。しかし一つだけ、亢進の指令を出すものがあります。それは先に述べた口の中の唾液腺です。口は心臓に優るとも劣らない臓器で、止まらずに働けということです。

唾液は交感・副交感神経のバランスをとって、陰陽のバランス、健康のバランスをとっています。

ネズミの動物実験では、噛まないネズミの群れは唾液腺の交感・副交感神経レセプターが20～30％減少して、唾液腺は萎縮して唾液分泌量は減少してしまいます。噛むことは最高の薬・唾液の分泌量を増大させて、抵抗力や免疫力を高めるのです。

これも最初に述べた、宇宙旅行やナチスの強制収容所の話や徳川家康のカチカチと噛む話でよりよく分かると思います。

食は人を良くすると述べました。そして食事は家族で楽しく、時間をかけてよく噛んで食べましょう、と言います。一人で食べると味気ない。唾液の出が悪くて病気になることもあります。これも唾液が全ての病を予防する話で、より分かり易くなります。

唾液を出して噛むことは、細菌・ウイルスから体を防御し、生命力・気の源となるのです。

交感・副交感神経は歯とも関係があります。

人の歯は片方の顎に7本、左右上下合わせて28本あります（図27）。このうち、3番4番、いわゆる犬歯、第一小臼歯は交感神経に、6番7番、いわゆる大臼歯・奥歯は副交感神経に関係することが分かってきました。

奥歯がなくなると、エネルギーを蓄えながら、ゆったりと味わい食べることがなくなってきます。ゆったりと食べて味わうことは人生の一番の楽しみです。楽しみを奪われて、血圧も上がってくるようです。歯を大切にすることは病を防ぎます。

交感神経に関係する犬歯は牙といいます。犬歯を抜けば「牙を抜かれた」と言われるように、凶暴な人も大人しくなります。凶暴な人を檻の中に入れますが、そん

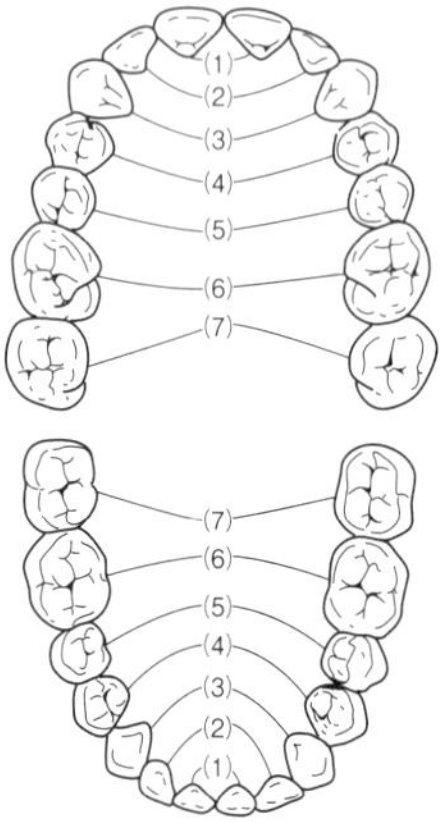

(1) 中切歯
(2) 側切歯
(3) 犬歯（きば）
(4) 第一小臼歯
(5) 第二小臼歯
(6) 第一大臼歯
(7) 第二大臼歯
(8) 第三大臼歯（親知らず）

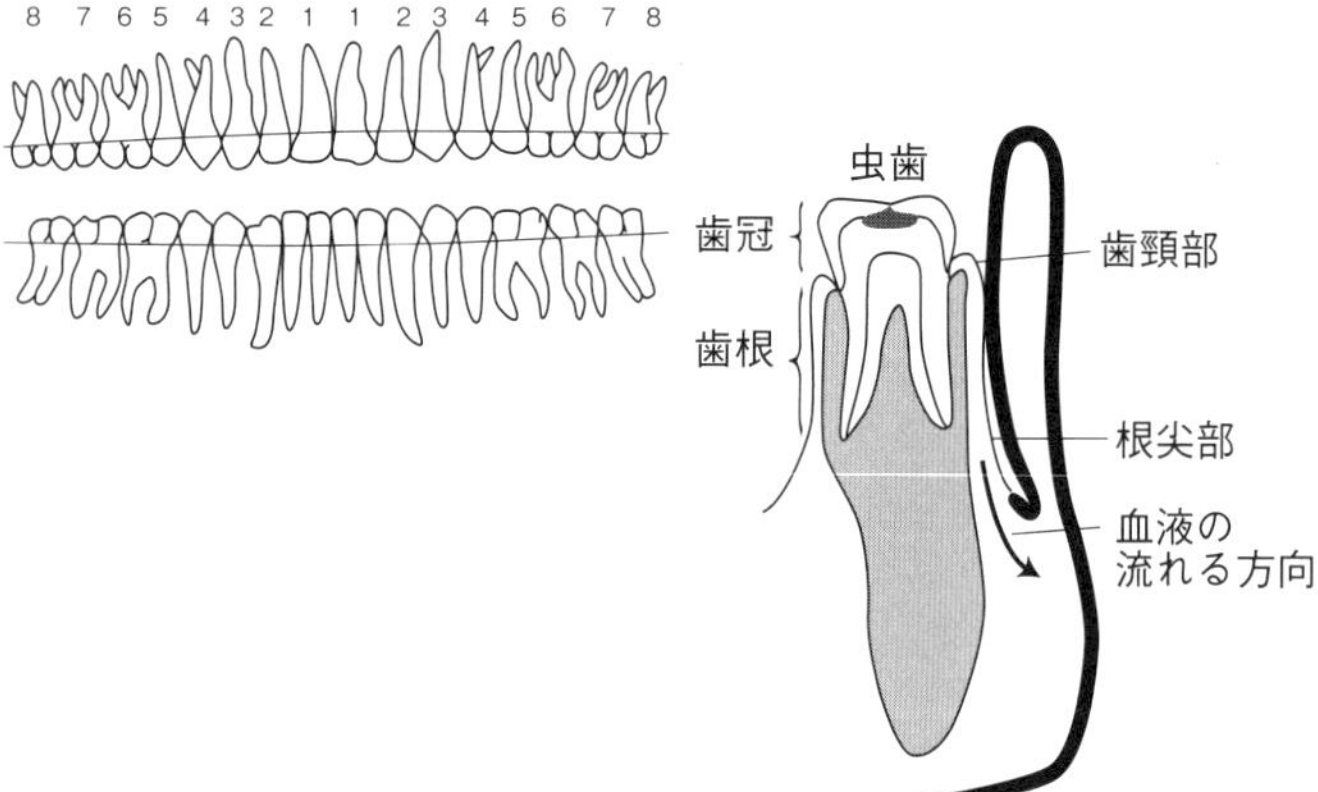

図 27

な非人道的なことをしなくても、犬歯を抜けば大人しくなります。

この交感・副交感神経のバランスに異常が起こると病気になります。

このことについて新潟大学大学院教授・安保徹先生が『免疫進化論』（河出書房新書）の本の中で次のように述べています。


白血球は人体を病気から守る免疫システムを作っているが、この白血球は主に下流球とリンパ球に分かれている。交感・副交感神経のバランスが取れている健康の時には顆粒球60％、リンパ球35％となっている。

しかし交感神経がストレスなどで緊張してバランスが崩れると、顆粒球が多くなって（顆粒球70％、リンパ球25％）、肺炎、腎炎、肝炎等の化膿性炎が起こり、活性酸素が大量に発生して癌の発生に繋がる。

緊張状態の血流障害で高血圧、高血糖、肩こり、腰痛そして便秘、排尿障害が起こる。

反対に副交感神経が優位になるとリンパ球が多くなって（顆粒球45％、リンパ球50％）、低血圧、低血糖、疲れ、無気力、そしてアトピー、喘息、花粉症などのアレルギー疾患が起こる。

病気は交感・副交感神経のバランスの異常で起こると、素晴らしい理論を示されています。これは東洋医学の陰陽のバランスにも通じます。

即ち、陰陽の気の乱れ（経絡）は交感・副交感神経の流れと似ているからです。

交感神経の流れは、足の内側を通って毛細血管現象で上昇する、陰の気の流れと似ています。歩いたり、走ったりして交感神経が活動している時は、陰の気・毛細血管現象が働いているからだと思います。

病を癒すには陰陽のバランス、交感・副交感神経のバランスが大切なことです。これを次の「口と呼吸」で説明いたします。

【口と呼吸】

交感・副交感神経のバランスを口の呼吸法で調整できます。

頭蓋骨の横幅が息を吸い込む時に広くなり、吐く呼気時に狭くなります（図28）。

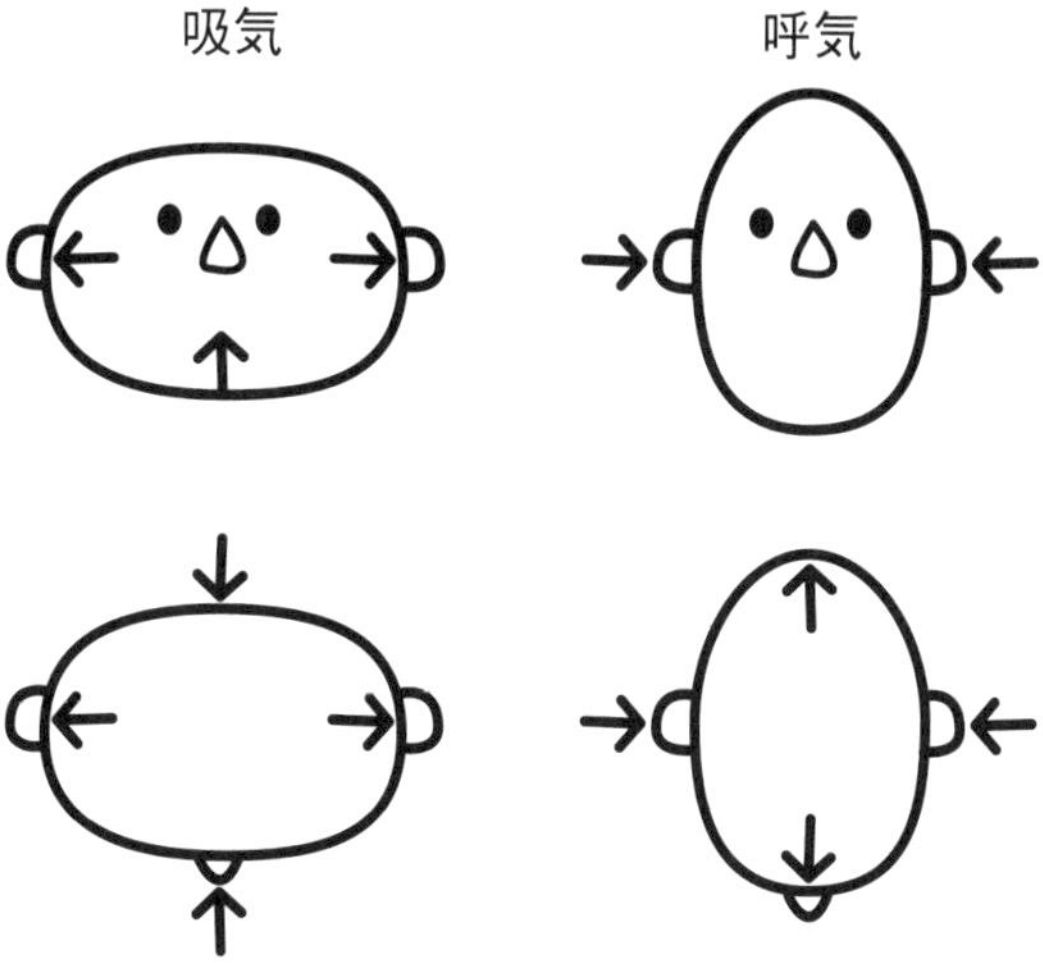

図28

これはサザーランド博士の理論です。

この理論の呼気時の頭蓋骨の動きを見てください（図29）。最初の口の関節での気の流れの図とほぼ同じです（図6再掲）。

呼吸法と関係してきますが、特に口の関節の所を見てください。呼吸時にポンプ作用をしていることが分かります。また、口の関節の静脈洞の図6と、先の呼吸時のスライドを重ね合わせて見てください。吸気時に口の関節に気が集まり、呼気時に全身に気が回っています。即ち、口の関節が呼吸しています。

これも呼吸に関することですが、

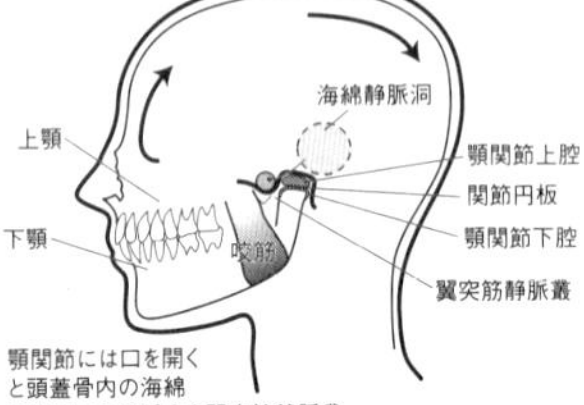
顎関節には口を開くと頭蓋骨内の海綿静脈洞から静脈血を翼突筋静脈叢へ流れ込ませるポンプ作用がある。

図6

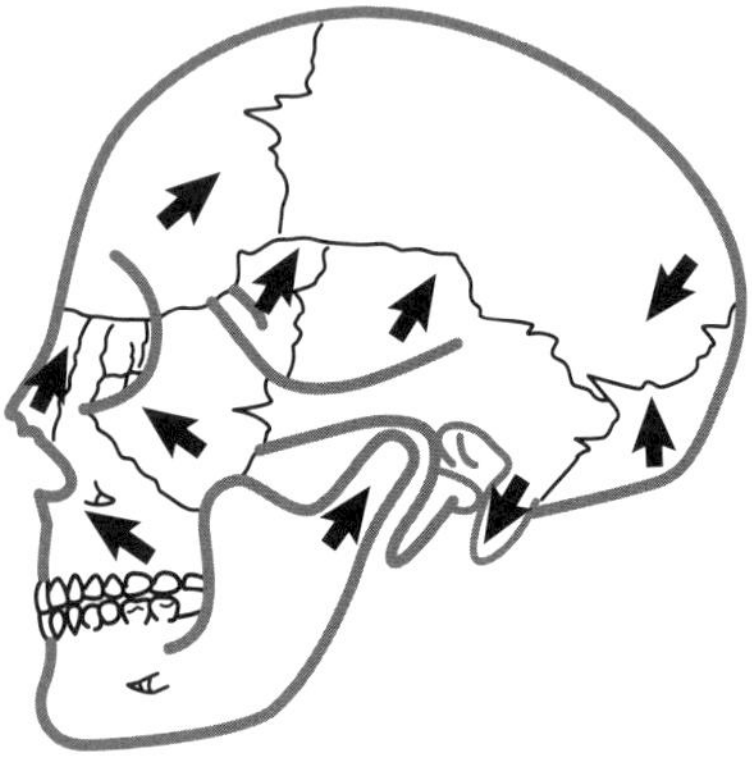

図29

脳は周りを脳脊髄液に保護されています。その脳脊髄液は吸気時に脳に集まり、呼気時には腰にある仙骨に集まります。

呼吸の話は健康にとって重要ですので、整理して述べておきます。

スッと息を吸い込む吸気時には口の関節に気が集まると同時に、脳脊髄液は顎のポンプの周りの脳に集まり、交感神経が活動して体が緊張します。陰の気の流れのように交感神経は毛細血管現象のように上昇し、口の周りに入ります（P44～48 図12、14、16）。

ハーッと息を吐く呼気時には口の

ポンプから気が出て行くように、脳から脳脊髄液が出て行って仙骨に集まり、副交感神経が活動して体をリラックスさせます。陽の気の流れのように副交感神経は口の周りより全身に降下します（P45~49 図13、15、17）。

安保徹先生が交感・副交感神経のバランスが崩れて免疫力が低下して病気になると述べられています。交感・副交感神経、陰陽のバランスを口の呼吸法で調整できます。

副交感神経はハーと息を吐く時間を長くすれば、活動が盛んになり体をリラックスさせます。ストレスで疲れている時に思わずハーと吐く、そのハーーーーーーです。交感神経はスッと息を吸い込む時間を長くすれば盛んになります。

ゆっくりと5つ数えてください。ゆったりとした深い呼吸で交感・副交感神経に働き免疫力が高まります。口で人為的に自由に交感・副交感神経のバランスを取ることができます。

安保徹先生の交感・副交感神経のバランスから病気が起こるとは、東洋医学の陰陽のバランスのように深い意味が伝わってくるようです。

否、西洋医学も突き詰めれば五千年の東洋医学に入っていくのかもしれません。

米国の西洋医学の有名な博士が、血管の脈の診断では、西洋医学は新聞漫画で東洋医学はモナリザの絵画であると賞賛しています。


次に丹田呼吸法、そして気功法と述べていきます。

口と呼吸で健康が始まります。

丹田呼吸法

丹田呼吸法は気功法、禅、ヨガ、そして東洋医学、西洋医学と全ての健康法の基本です。先に述べた呼吸に関する大切なことを、もう一度整理して書いておきます。

スーッと息を吸い込む吸気時には、脳脊髄液は脳に集まり、交感神経が活動し、筋肉が緊張します。そして口の関節の周りに生命の源・気が集まり、毛細血管現象も関係します。

ハーと息を吐く呼気時には、脳脊髄液は仙骨に集まり、副交感神経が活動して筋肉が弛緩します。そして口の関節から気が出て行き、全身に回ります。

以上から呼吸法の要点を述べていきます。
①肩の力を抜いて、上半身の重心を軽くして、その分ヘソの下の丹田に気を充実させる。

②吸気は、鼻で吸い込む。この時、肺に気を入れるのではなく、ヘソの下丹田に気を集める。呼気は、丹田に集めた気をゆっくりと吐き出す（図30）。
③呼気は長く、吸気は軽く。静かに呼吸する。
④気を全身に回すつもりで呼吸する。
空気は肺の中に生きます。全身に回すなんてことはできません。この気とは、もちろん気・電磁波のことです。呼吸するたびに脳脊髄液が脳と仙骨の間を往復し、全身の交感・副交感神経が交互に働きます。科学的にもこのように体で呼吸することは必要なことです。
⑤気功法に「天に溶け込み、地に溶け込み、天地となる」と言います。呼吸時にも、天に向かって吸い、地に向かって吐く。

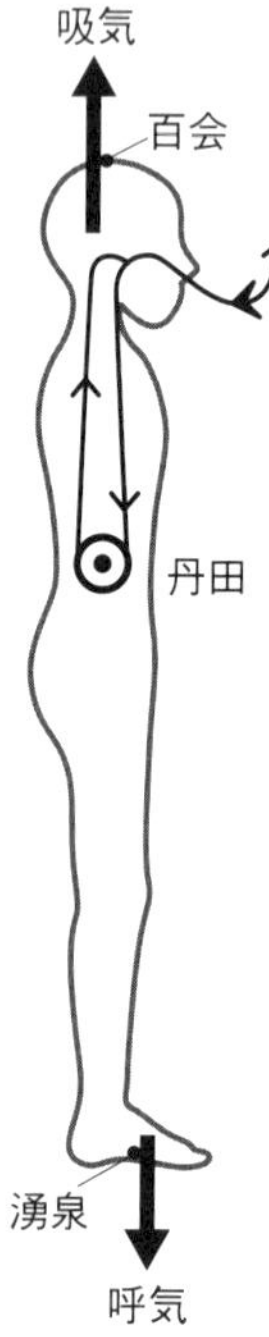

図30

実際に、吸気時には脳脊髄液や気は脳へと上昇していき、呼気時には脳脊髄液は仙骨へ、気は気のポンプより全身へと下降していきます。

以上、丹田呼吸法の概要です。深くリラックスするための丹田呼吸です。決して無理してはいけません。

呼吸法の一例を、もう少し具体的に述べておきます。

①まず背筋を伸ばし、顎を引いてスッと立ちます。顎を引くことは、気の源・口の関節が縮小しない大切な基本動作です。

②足は楽にしていてください。気功法では膝を少し曲げます。臀部の肛門はひき締めます。左右の手をソーッと近づけます。

③吸気時には「丹田を意識して天に向かって吸う」のですが、もっと具体的に述べます。

足の土踏まずの所（湧泉のツボ）（図30）から地の気を吸い、臍の下の丹田に向かって息を吸い込んで、左右の手と肘をスーと上にあげて、気を頭頂部（百会のツボ）から天に向かわせます。

④呼気時は反対に天の気を丹田に吸い、意識を集中して左右の手と肘をスーと下にさげて地に向かって足の土踏まずの所（湧泉のツボ）から気を吐きます。

⑤要領が分かりましたら、目を閉じてリラックスしてそのままゆっくりと静かに呼吸します。

忙しい毎日ですから何十分、何時間とやる必要はありません。

朝5分間だけで効果があります。なるべくゆっくりと静かに呼吸してください。

気功法

気功法は東洋医学五千年の病を癒す口と呼吸の健康法であります。

気功法の基本を述べておきます。

気功法に「天に溶け込み、地に溶け込み天地と生る」とあります。

気功法は体と口と呼吸で人の気を作るものだと思います。

基本は手のヒラを下に向けて地の気を吸い上げます。手のヒラを上に向けて天の気を吸います。そしてその手のヒラを丹田に持っていきます。

手のヒラで釈迦もキリストも瀕死の病人を治しました。この手のヒラの動作に体・足の動作を加えて、呼吸によって胃経、心経、肝経、腎経等の気を動かし流すのが気功法です。呼吸法で述べたようにゆっくりと行うことが大切です。手のヒラと足のヒラから気が充くなってくるでしょう。以上、気功法の要点です。

気功法を、具体的に述べていきます。

(1) 呼吸気功

呼吸気功は体で行う呼吸法です。呼吸法と同様に楽な姿勢で立ってください。唾を飲み込んで真っ直ぐ向いて臀部の肛門はひき締めます。

① 手のひらを下に向けて、手をゆっくり上げながら息を吸い込む。頭の上まであげたら、手をそのままゆっくり下げながら息を吐く。

② 手のひらを上に向けて、手をゆっくり上げながら息を吸い込む。頭の上まであげたら、手をそのままゆっくり下げながら息を吐く。

③ 手のひらを上に向けて、手をゆっくり上げながら息を吸い込む。頭の上まであげたら、手を今度は下に向けてそのままゆっくり下げながら息を吐く。

④ ①②③を1～2回やったら、その手を丹田に静かに近づける。そしてゆっくりと2～3回丹田呼吸をする。

(2) 体・関節気功

体の気功法は健康のために、また、病を癒す気・経絡を流すための気功です。気の流れの悪い体の関節部分を柔らかくほぐします。気・経絡を流す関節の一番重要な所が頭と体が付く首です。次に重要な所が足首と手首と手先です。体幹から離れているからです。

首、手首、足首を柔らかくほぐせば各経絡の気は自然と流れていきます。丹田呼吸法と同様に気功法も緊張する時や伸ばす時に呼吸を吸い込み、ちぢむ時に吐きます。ゆっくりと動かしてください。

ａ・首の気功

①首を左右に曲げる。
②左右に回転させる。
③首を前後させる。
④首を出したり引っ込めたりする。
首のポンプ作用で気を送る動作です。首の出し入れには肩を使います。ここで肩の気功法もやります。
⑤首は動かさないで肩を左右に回転させる。
⑥関節は首や手足だけではありません。ついでに腰などの関節もゆっくりと回転さ

せてください。気功法はラジオ体操ではありません。丹田呼吸法と同様にゆっくりやってください。体・関節気功は体の関節を柔らかくして気を流すことです。それこそ千差万別あります。その古来からある多くの気功法を適当に取り入れたらよいと思います。ヨガにも通じますがゆっくりとやってください。

b・手足の気功

手首と手先を動かして十二分に柔らかくほぐしてください。そして足首。手足はゆっくり動かす必要はありません。柔らかくなりさえすればよいです。ラジオ体操のようにグルグル回しても結構です。

(3) 経絡気功

首と手足を柔らかくしたら、病気とも関係する経絡の気功法に入ります。まず唾を飲み込んでください。気の源・口を正しい位置にする重要なことです。唾液は最高の薬でもあります。そして臀部の肛門はひき締めます。臀部は物が出て行く所です。ひき締めないと気も放散してしまいます。

経絡の気功法は経絡（P43〜49 図11〜17）と木火土金水の五行表（P57〜58 表）を見ながらやれば、気功法と同時に難解な東洋医学もマスターできるでしょう。

a・水の腎・膀胱経は人の気の流れで（経絡）述べた図12（P44）を見てください。経絡は脳から出て気の流れの源泉・湧泉に気を流すように命令しますので、この時大切なことは、ホンの一分でも一秒でも楽しいことを考えることです。借金や病気や死の苦しみに遭っているとしても、その時のための気功法です。「苦しき者は幸いです。貧しきものは幸いです」と、ホンの一瞬で良いから人生の楽しいことを思い出して、湧泉から気が流れるようにします。気の源・口の関節の位置のため、最高の薬・唾を飲み込むことが大切です。以上、楽しいことと唾が出来たら、声になるかならないかの弱い声で気が発生するようにウナリます。五行説の表（P57）を見てもらえば分かりますが、腎・膀胱経の五声は呻《シン》で、うなることです。五音は羽で、ドレミの音階ではラの音です。

功法は吹でCHUI・チューイーと発音して湧泉から気がゆっくりと腎経を上がってくることを意識します。

気功法には「吹」を始め、全て横に口の字が入っています（喜と可と四は当用漢字にありません）。

まさに五千年の東洋医学の先人達が、病を癒す口と気功法で教えてくれるかのようです。

腎・膀胱の気功法は腎臓や膀胱の病を癒しますが、五行表（Ｐ57）を見てください。髪・骨・耳の病も癒します。ＣＨＵＩ・チューイーと発音が、響きとしてそれぞれの臓器や組織に働いて病を癒します。しっかり発音してください。木、火、土、金の功法も同様です。

b・水の腎・膀胱経と木の肝・胆経（ａとｃ）の間に五行にない三焦・心包経（Ｐ45図13）が入ります。

木、火、土、金、水の五行にないとは、臓器ではなく全身の恒常性を保ち全身を癒す経絡ということです。また、ａの腎・膀胱経が人体の気を発生させるのに対して、三焦・心包経は天の気を人体に取り入れる気功法です。

ですから腎・膀胱経と同様に、ホンの一分でも一秒でも楽しいことを考えて天の気を人体に取り入れてください。

この経絡は口の関節に入ります。

功法は嘻で瞑想して静かにＸＩ・シーと音を響かせます。めまい、吐き気、腹の張り、胸のつかえ、頻尿、耳鳴り等の病を癒します。

c・木の肝・胆経は図14（Ｐ46）のように口の関節から出ています。気のポンプ・顎関節で気を回せということです。即ち、口を大きく開けて鋭い発音で叫びます。事実、五声は呼で、五音は角で音階ではミの音です。功法は嘘でＸＵ・シュイーと音を響かせて図14のように気がゆっくりと肝経を上がってくるのを意識します。肝臓や胆の病を癒し、五行表のように目・筋・爪の病を癒します。

五志（Ｐ57）は怒です。イライラして怒っているときも効果があります。

d・火の心・小腸経では図15（Ｐ47）のように口の関節に入ります。五声は言で口をパクパク開けて激しく言葉を発します。五音は微で、音階ではソの音です。功法は呵でＨＥ・ホーと声を口を大きく開き、喉より響かせます。図15のように流れて顎関節に入ることを意識します。心・小腸・毛・血脈・舌の病を癒します。

e・土の胃・脾経では図16（P48）のように口の関節から気が出ます。五声は歌で歌うように口を開き、五音は宮で、音階はドの音です。功法は呼でHU・フーと遠くへ投げるように声を響かせます。胃・脾臓・口・唇・肌の病を癒します。

f・最後の金の肺・大腸経では図17（P49）のように脳に入ります。ですから口を閉じて、気功法が終わる悲哀の情の声を出します。功法は呬でXIE・シェーと声を響かせます。そして最後ですから気功法の未練を断つため、悲しみを断つため、肺の奥から鼻へ勢いよくシェーと息を吐きます。五志は悲で五声は哭、五音は商で、音階はレの音です。肺・大腸・鼻・呼吸の息・皮の病を癒します。気のポンプ・口の関節の位置が重要ですから最初に必ず唾を飲み込んでください。最後に呼吸気功と同様に手を丹田に持っていき、2～3回呼吸をします。そして気の充実した手を体の悪い部分に持っていきます。手はそっと撫でるか、またはマッサージします。

古来より気功法は、ゆっくりと呼吸するように書いてあります。即ち、5秒以上の呼吸をしなければ交感・副交感神経に作用しません。つまり免疫力や抵抗力に作用しないということです。5秒以上のゆっくりした呼吸をして、交感・副交感神経のバランスをとってください。安保徹先生の交感・副交感神経のバランスをとるための呼吸法です。

(4) 丹田とは

ところで気功法も呼吸法もヨガも禅も、手を丹田の所に持っていきます。丹田とは一体何なのでしょうか。

東洋医学では丹田呼吸の丹田を、人間の根本で精神を有し、気の根源で命を宿し、そして万物の調和が始まる所と重要視しています。気の根源で命を宿し……との古来からの思想から、武士は切腹という、丹田をキリキリと横に切り裂く、野蛮な行為をしたのでしょう。何故に心臓を一突きしないで、非科学的で野蛮なことをしたのか、気の根源で命を宿しの古語に接して分かった気がします。

それから丹田は、毛細管現象が交差するところです。毛細管現象の流れは、陰の気の流れと東洋医学の臨床からの観点から、図31のように足の内側を通って、ヘソ

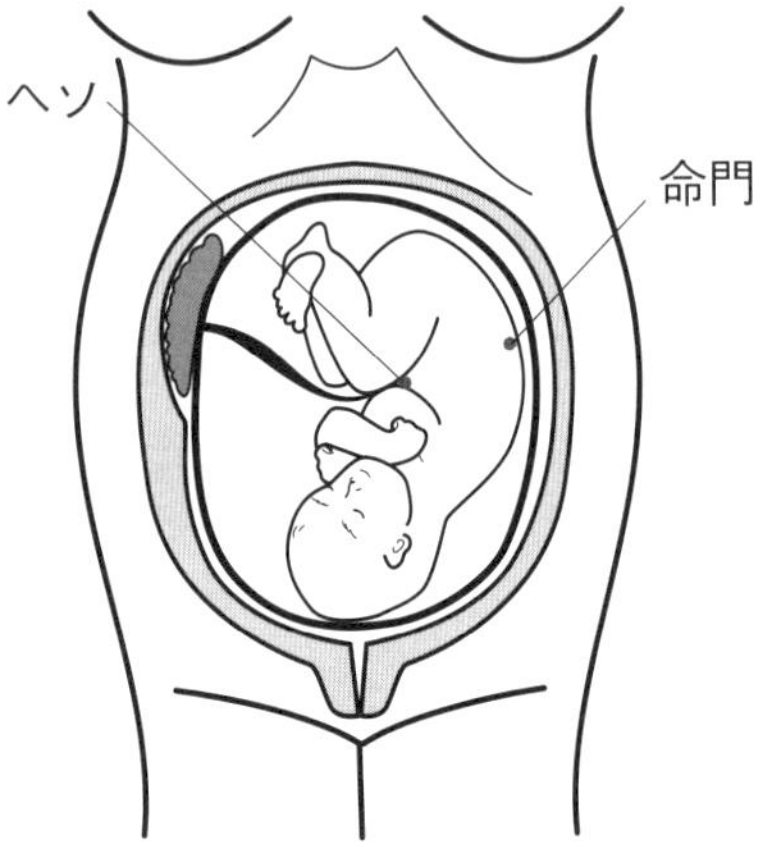

図32

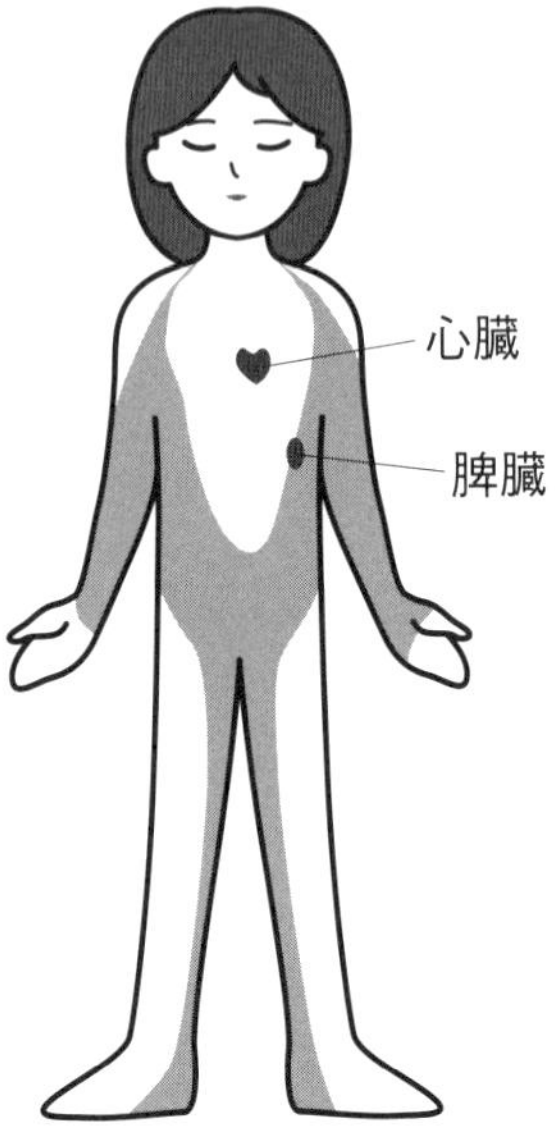

図31

の下の丹田で交叉して胴の側部を通って上昇すると思われます。何故、胴体の側部を通るか。それは胴体の中心部は陽の気・陽の電磁波が強いためと思われます。

何故、丹田で交叉するのか。それは図のようにヘソから養分をもらう胎児を想像すればよいと思います（図32）。

(5) 毛細管現象はあるのか

それでは今まで述べた陰の気の流れ、毛細管現象……草木が水分を吸い上げるように血液を始め諸々の水分を吸い上げる現象……が人体にもあるのかということです。

ダイヤモンドみたいに硬い、歯の中にも体液は流れています。ましてや骨、神経、筋肉、その周りにも多くの体液が流れて、人の70％以上は水分です。そして何千年も前から言われているように、人の気の流れが足から頭に上昇して流れていきます。

それから無重力の宇宙飛行の話があります。ＮＡＳＡ航空宇宙局の医学博士であり、日大教授である五十嵐先生の講演で「無重力の宇宙では、代謝が少なく汗などの汚れが少ない。爪の伸びが小さい。頭痛がひどくなり、左右差のある人ほど宇宙酔いになる」と毛細管現象様の写真を提示されました。講演後の五十嵐先生との会話で「そのことは人体に毛細管現象があるということで良いですね」と聞きますと「それで良い」との返事をいただきました。


また、陰の気の流れ・毛細管現象を右矢の法則でも説明できます。図33のように体液が毛細管現象で下から上に上がれば磁場が右から左に働きます。これを右矢の法則といいます。

例えばダンスは左への回転がナチュラルです。ハンマー投げや円盤投げも左へ回

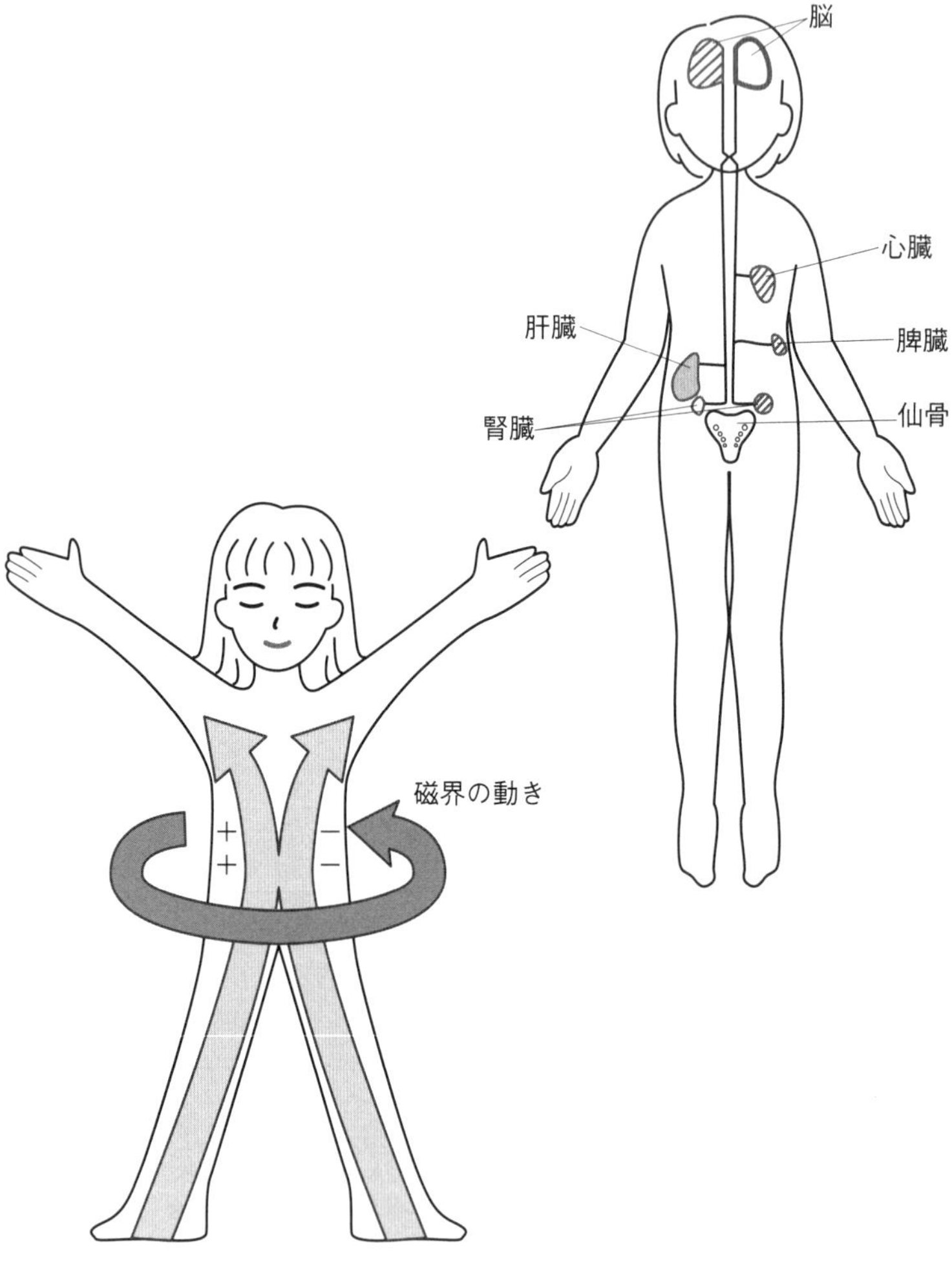

図 33

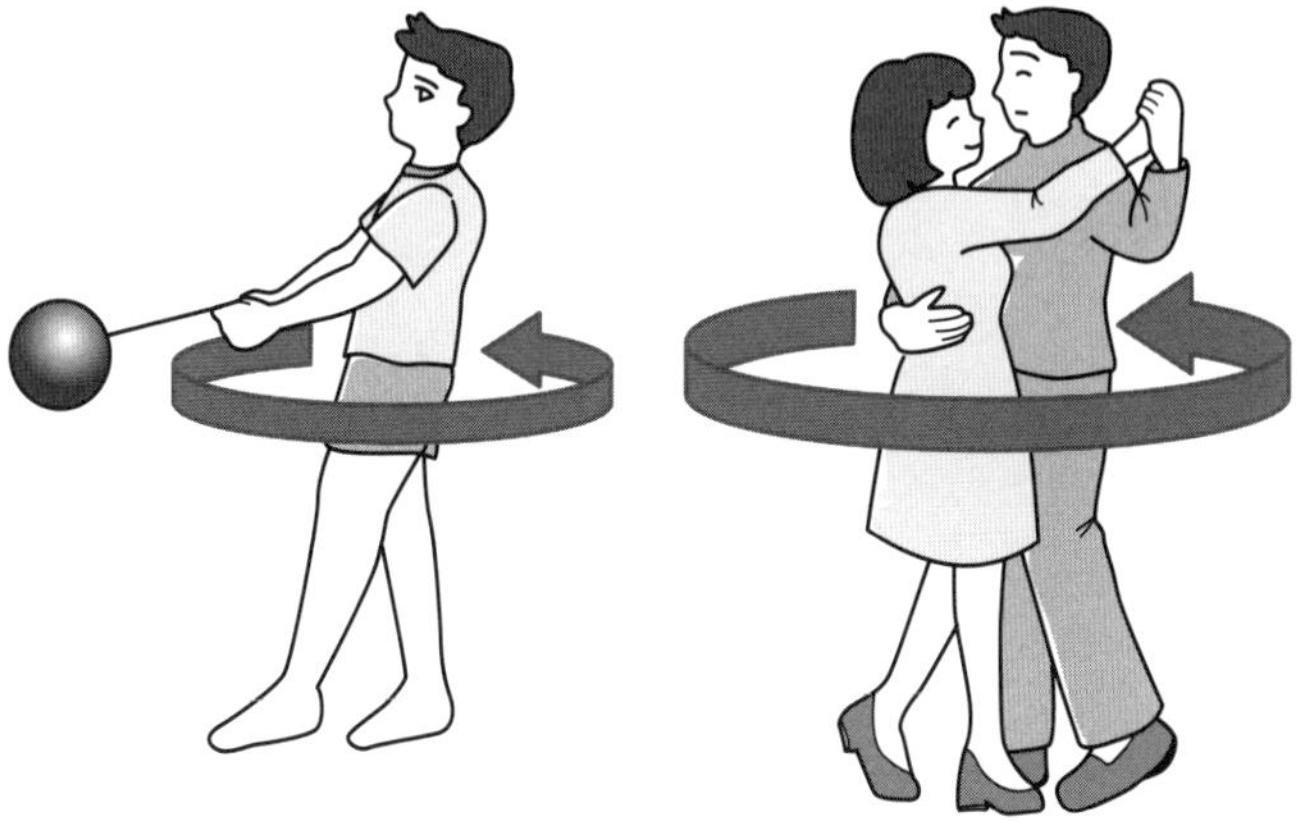

図34

転します。競技という競技は全て左に回転します。左への磁場があるからです（図34）。左への磁場があるということは、右矢の法則を起こす毛細管現象があることになります。

昔、知り合いのある国立大学の外科の助教授に、一杯飲みながら毛細管現象のことを一通り説明して、「有名な外科医ほど東洋医学に傾倒する。尊敬する高名な先生然り、また、逆に悪名高いオウム真理教の中に入ってサリン事件を起こした医師・林郁夫然り。

何故か！　動物は毛細管現象と同じ方向に皮膚節が走っている。しかし人は二足歩

皮膚節

人も四足動物と同じ配列をする

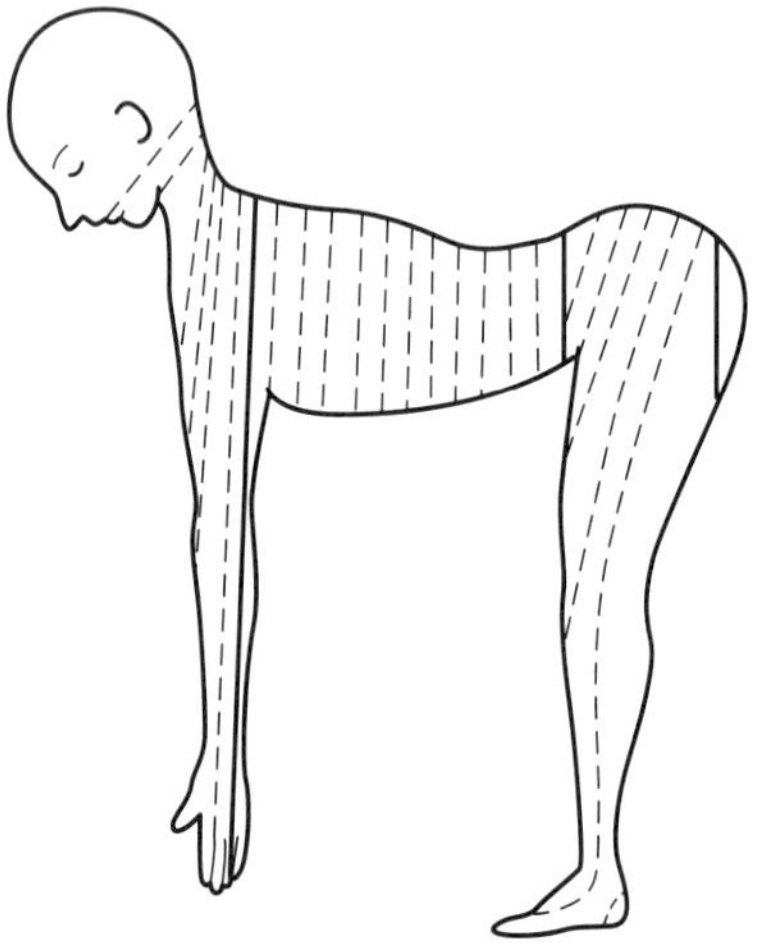

図35

行へ直立したので、人の皮膚節は横に走っている（図35）。このため、手術の時に横に切開を加えることが多い。そこで横に切った場合、木が周囲を傷つけると枯れると同様、毛細管現象で人も枯れることが考えられる（図36）。だから外科医は東洋医学に傾倒するのだ」と言ってやりました。外科医としての仕事にケチをつけたことになったので、彼も熱くなって反論してくると思ったのですが、ウンウンと感心して、うなずいていました。

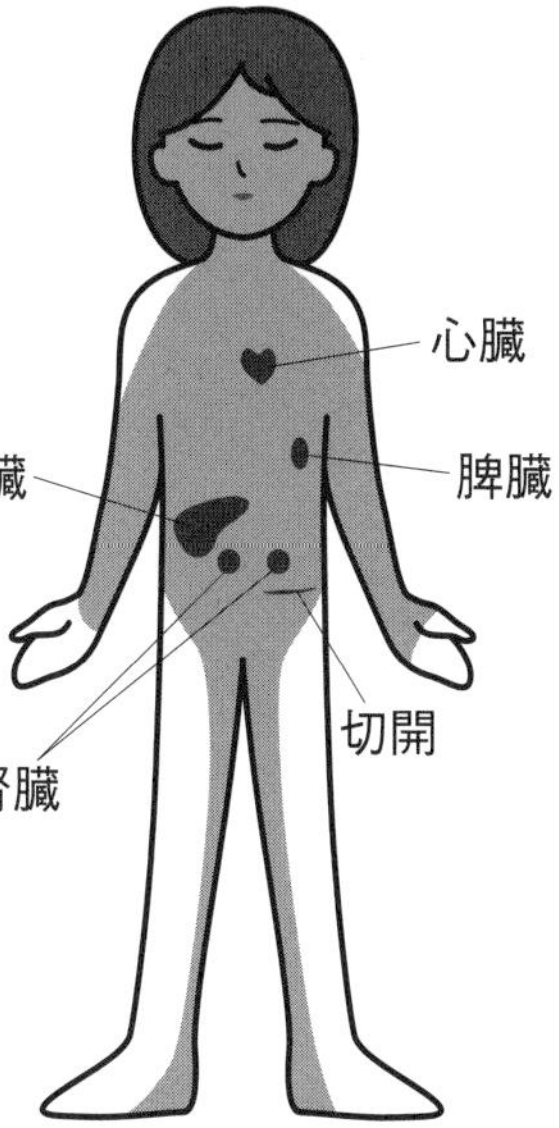

図 36

東洋医学にも人体の切開はありますが、縦に切開します。専門の歯科臨床では、顎のポンプを作用させる「歯」がなくなると、体は毛細管現象のなくなった枯れ木のようになってきます。気、いわゆる色気がなくなってきます。

禅を分かりやすく

古来からある日本の気功法、禅、についても述べておきます。病を癒す口で禅ですから分かりやすくなります。基本的な動作が、病を癒す口の作用と一致するからです。禅の一説を書いておきます。

〔禅の一説〕

「すなわち正身端坐して、左にそばだち右に傾き前にくぐまり後に仰ぐことを得ざれ」。背筋をきちんと立てなさい、背筋をきちんとのばして左右に傾いたり、前屈みになったり、後ろに反らないように。背筋をまっすぐ伸ばして座ってください。

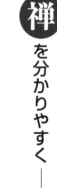

「耳と肩と対し、鼻と臍と対せしめんことを要す」。

背骨をまっすぐのばして座りなさい、背中を曲げたり、頭が前に下がらないようにしなさいという、重ねての注意です。鼻と臍が一直線と言うのは、どちらにも傾かないということを重ねて強調しています。顔を上にあげれば、たちまち棒でピシィと打たれます。

禅の本に「なぜこんなに形をひとつひとつ詳しく注意するのか、これは道元禅師（禅の始祖）に尋ねてください」とあります。理由がハッキリと書いてありません。これを、病を癒す口から考えることができます。病を癒す口の関節が縮小しないためです（P32図9）。そして口から気が体にスーッと流れてくるためです（P36写真1）。

枕の原理も同じです。寝る時に枕は何故使うのでしょうか？　枕がない方が背筋を伸ばして寝られます。首・頸椎に重要な神経が集中しています。

枕はその大切な大切な万病の元である首・頸椎を曲げてしまいます。何一つ良いことがありません。

しかし、東洋だけでなく西洋でもあらゆる人種が使っています。まるで枕を使わない人種は滅びてしまったかのようです。それで一つ答えは、枕を使えば顎を引き、口の関節を縮小せずに寝られます（P32図9）。【口と呼吸】（P94）で述べているように、口の関節は呼吸して働いています。口は気の源です。このように口で、禅だけでなく日常の生活も分かりやすくなります。

第三章

歯科医学を分かりやすく

その昔より天の気が上顎に入り地の気が下顎に入り歯でカチカチと噛みあうことにより人の気になると言われています。

人の気とは元気、勇気、活気、やる気、悪くなると病気というように生命の根源です。その生命の根源・気の源は病を癒す口なのです。

そして、最初に話したように2011年の福島原発の爆発事故で集団疎開した時、口腔清掃で口の中を綺麗にしていた人は病気にならず、汚くしている人は病気になりました。これで口の口腔清掃の大切さが医科でも医療として認められるようになりました。

これは歯科では何十年前も昔から言われたことです。

いや、二千何百年も前に、お釈迦さんが教えていたことです。

そのお釈迦さんの教えは病気が良くなる、健康になる、有難いことだと、と仏教が広まりました。

釈迦さんの仏教とは病気を癒す医療でもあったのです。

［唾液の重要性］（Ｐ82）、で話した二千何百年前の三大宗教の父、否、三大医療の父・お釈迦さんが教え、福島原発の爆発事故の集団疎開で大切なことだと証明された、口腔清掃から話していきます。

口腔清掃

例えば、汚くて臭いウンチと口とでは、どちらがバイ菌が多くて汚いでしょうか。実は口の方が汚くてばい菌が多いのです。ウンチは胃の中で強力な胃酸で殺菌されるから、口はウンチより汚いのです。

だから、口腔清掃が必要になるのです。

また、口の中に残った食べ物は、お茶などでブクブクとうがいをすれば取れます。ところが、ねばねばしたバイ菌の固まり・プラークは、うがいでは取れません。だから、口腔清掃が必要です。

砂糖で口の中が3分で酸性になり虫歯になるのですが（図37）、このプラークが酸を作りダイヤモンドのような歯をボソボソに脱灰するのです。プラークを除けば酸ができず、虫歯になりません。

プラークを2～3㎜取っただけで、その中に何億というバイ菌がいると述べました。お医者さんがビックリするような猛毒のバイ菌です。バイ菌の作るねばねばしたプラークは口臭の原因にもなります。

もう一つの歯磨きの目的が歯周病での血行障害の改善です。歯肉をマッサージすることによって万病にも効果があります。そこで歯磨きが必要になります。歯の磨き方は、どのような磨き方でも構いません。

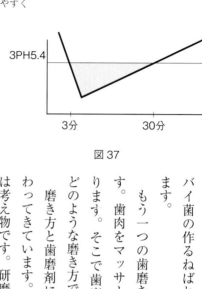

磨き方と歯磨剤については学会ではクルクルと意見が変わってきています。特に歯磨剤（チューブ入り、粉末、塩）は考え物です。研磨材が入っていれば根元が凹みます。

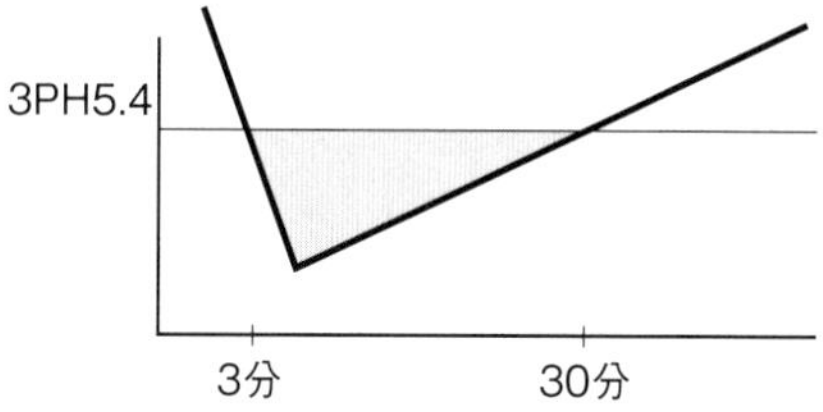

図 37

ドンドン使って、多くの歯の根元を凹まして虫歯も作ってしまった方がいました。研磨材ではなくても歯磨剤には大なり小なり有害な物質が入っている場合があります。

人体には最高の歯磨剤・唾液があります。虫歯や歯周病を防ぐだけでなく消臭から殺菌から免疫まで、万病を防ぐ「唾液」と言う素晴らしい最高の歯磨剤で磨いてください。

磨き方は、基本であるスクラッピング法と、歯周病に応用するバス法だけ説明します。というのは、いろいろな方法を説明しても、混乱するだけだと思うからです。

歯の磨き方

〔スクラッピング法〕

歯ブラシを歯に垂直に当てます。いわゆる横磨き。ただし2~3歯ずつ細かく磨きます。

1ヶ所を30回位、2~3㎜の振動を与えるように磨きます。あまり強くゴシゴシこする必要はありません。100~200gの力で十分です。ハカリの上に手で歯ブラシを持って行って測ってみてください。ゴク弱い力だと分かるでしょう。強い力で磨けば歯肉は傷つき毛束が変形してしまいます。

内側は少し斜めにしないと入らないので斜めに磨きます。

図38のように、毛先が歯肉の辺縁にすれすれであることが正しい磨き方のポイント。

一番奥は、図のように歯ブラシをたてて横磨きをします。一番奥が、虫歯も歯周

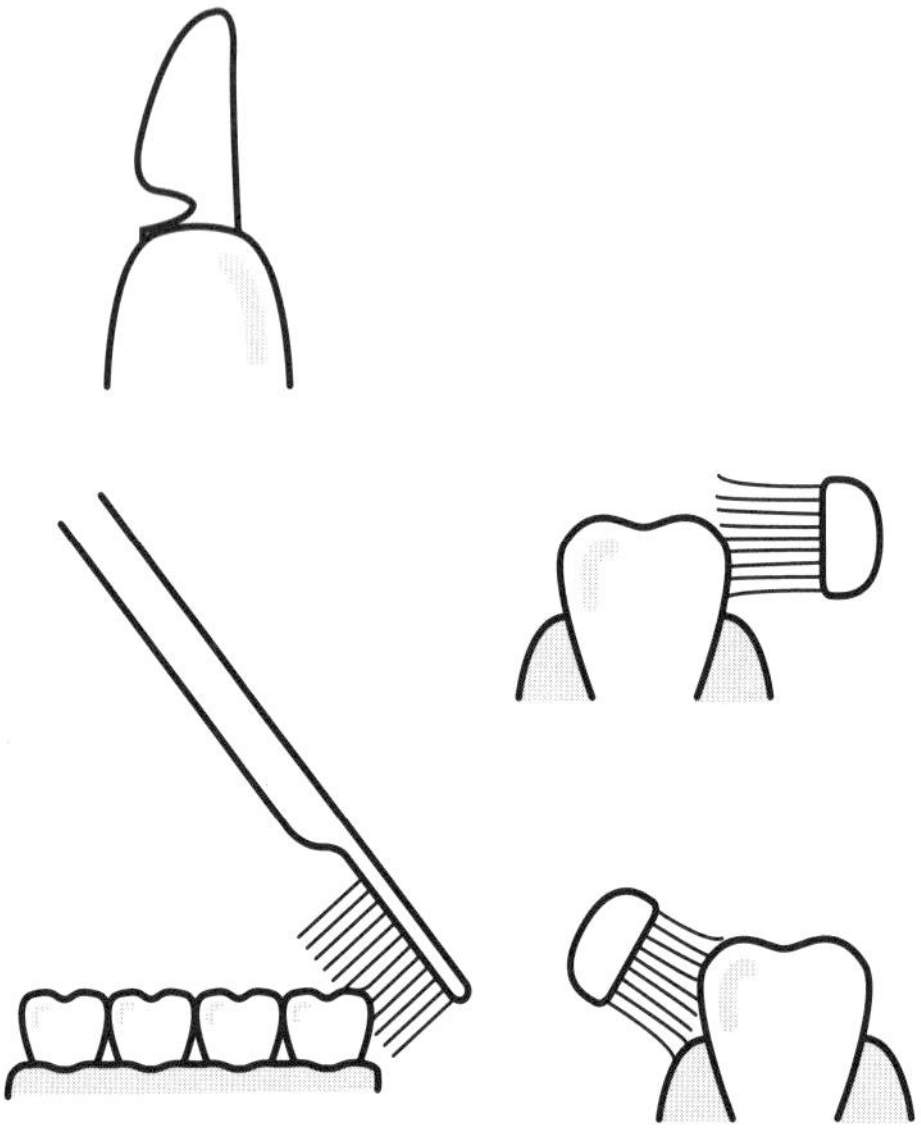

図 38

病もなりやすいので注意して磨きます。

〔**バス法**〕

歯ブラシを歯に45度に当てて、歯茎に当たるようにして、毛先が歯と歯肉の間に入るようにして磨きます。

スクラッピング法と同じような注意事項を守って磨いてください。

歯ブラシ

歯ブラシですが、
①植毛部は小さい方が良いです。
歯の曲線に合わして、しかも奥まで磨けます。
②毛束が多くなく、毛先は丸いほうが良いです。
いつまでも清潔で、しかも歯肉を傷つけません。
③毛は硬め。硬めの方が早く汚れが落ちます。ただし、歯周病で重症の場合には最初は柔らかいブラシを使います。小児も硬い歯ブラシを使う必要はありません。
電動歯ブラシは手の悪い人には便利ですが、ただ力が掛かり過ぎになります。それと、歯磨き粉でスーッとしてしまうと同様に、強烈な振動で満足してしまいます。特別に手が不自由でなければ、普通の歯ブラシのほうが良いと思われます。

歯間ブラシ

歯ブラシでは歯と歯の間はお掃除できません。虫歯も歯槽膿漏も、歯間部から起こることを考えれば歯間ブラシは大事です。

歯間部は「デンタルフロス」という糸を使って磨きます。30㎝ほどのデンタルフロスを両手の中指に巻いて、親指と人差し指で歯と歯の間に入れて前後の歯をかき上げながら磨きます。歯の間に入れる時はノコギリのように左右にそっと引いて入れて、歯肉を傷つけないことが必要です。また、ピーンとフロスを張った糸ようじも市販されています。

歯肉が下がり、歯と歯の間にすき間が空いてしまったら、歯間ブラシを使います。歯間ブラシには太さがいろいろあります。楽に入るものを選んでください。太いのを無理に入れて磨くと、歯肉が下がります。

以上が磨き方の基本ですが、歯周病では軽症・中症・重症と、多少、磨き方の説明に違いがあります。なお詳しいことは歯科医院でご相談ください。

【生命の源・気】（P16）で「気」は瀕死の病人を生き帰らすと述べました。歯磨する時も機械的にザーッと磨かずに一本一本の歯に感謝を込めて、いたわりとねぎらいの気持ちで「気」を入れて磨いてください。そうすれば瀕死の歯周病も生き返って治ってきます。

歯磨きは二千何百年前の御釈迦様も戒律として教え、福島原発の爆発事故で証明され分かってきた大切なことです。

歯科への応用

[病を癒す口の話を我々の仕事・歯科に応用します]

先に、氣とはお米を気することで口で噛むことに通じると述べました。そして天の気が上顎に入り、地の気が下顎に入り、カチカチと咬み合うことにより人の気になると述べました。

例えばの話、素晴らしい劇や音楽を鑑賞しても、鑑賞しただけでは単に興奮するだけです。そこで思わずパチパチと拍手をするのですが、そこから満足感がわいてきて、気が体に満ちてきます。

同様に、美味しい物が口の中に入っただけでは興奮するだけです。そこで上下の歯がカチカチと咬み合うのですが、そこから満足の「氣」が湧いてきます。

「食」は人を良くすると書くと述べました。歯でカチカチと噛むことで気が湧いて、体を良くします。我々歯科医はカチカチと咬み合うように歯を修復します。

これから歯科の虫歯、歯周病、そして今では顎関節症、そして入れ歯、インプラント、矯正と一通り説明していきます。

一通り読んでいただいて歯科医学を理解していただければ幸いです。

先ず、病を癒す口、のメインテーマ・顎関節症から。

顎関節症

第一章で述べたように、顎関節とは口の蝶番みたいな所です（P29図6）。その顎関節に障害が起こると、単に顎関節だけでなく頭部や全身にいろいろな病気が出てきます。咬み合わせの病気・顎関節症で、自律神経失調症、高血圧、冷え性、貧血、肩こり、腰痛等、諸々の病気に影響する可能性があるということです（P33図10）。

しかし、このような症状が出る理由ですが、日々の臨床経験からは、今までの学問の説明では説明のつかない現象がありました。

そして、その顎関節が、口を開くと第二の心臓と言われる血液を回すポンプ作用がある、と聞いてピーンときませんか、ということを第一章で述べました。

先に動物の原型は口からできていると述べました。

また、東洋医学の気の流れ（経路）は、口の周りから始まり口の周りで終わると述べました。

顎関節のポンプはまるで気の流れを回すポンプではありませんか。ということで、今までの、病を癒す口、の話をしてきました。

歯科の学会には咬合と全身との関係を調べる全身咬合学会もありますが、その他に東洋医学会、顎関節学会と多くの学会があります。

で、最初に述べたように、病を癒す口、の話を認めないお堅い学会もあり、本にしました。

この話を出したのはもう30年程も前になりますが、歯科医科だけでなく、一般の人達も興味を持っていただければ幸いです。

次に顎関節症の応用に入ります。

顎関節症への応用

病は気から来ますが、病をなす邪気の「邪」の語源は、牙の咬み合わせが悪い意味だと述べました。

咬み合わせの病気・顎関節症への応用に入ります。

顎関節症は歯の病気・異常でカチカチ噛めなくなったり、片側だけでしか噛まない習慣や、その他、歯ぎしり等の悪習慣でも起こります。

専門的な話になりますが、歯科の中には「咬み合わせの病気・顎関節症とは、顎関節の雑音と痛みと開口障害だけで、全身には影響は与えない」という考え方もあります。

病を癒す口からは、咬み合わせの病気・顎関節症は、顎が痛い・音がする・口が開きにくいといった局所的な病気でなく、全身にも影響を与えると言えます。

そして、咬み合わせの病気の治療方法も分かりやすくなると思います。

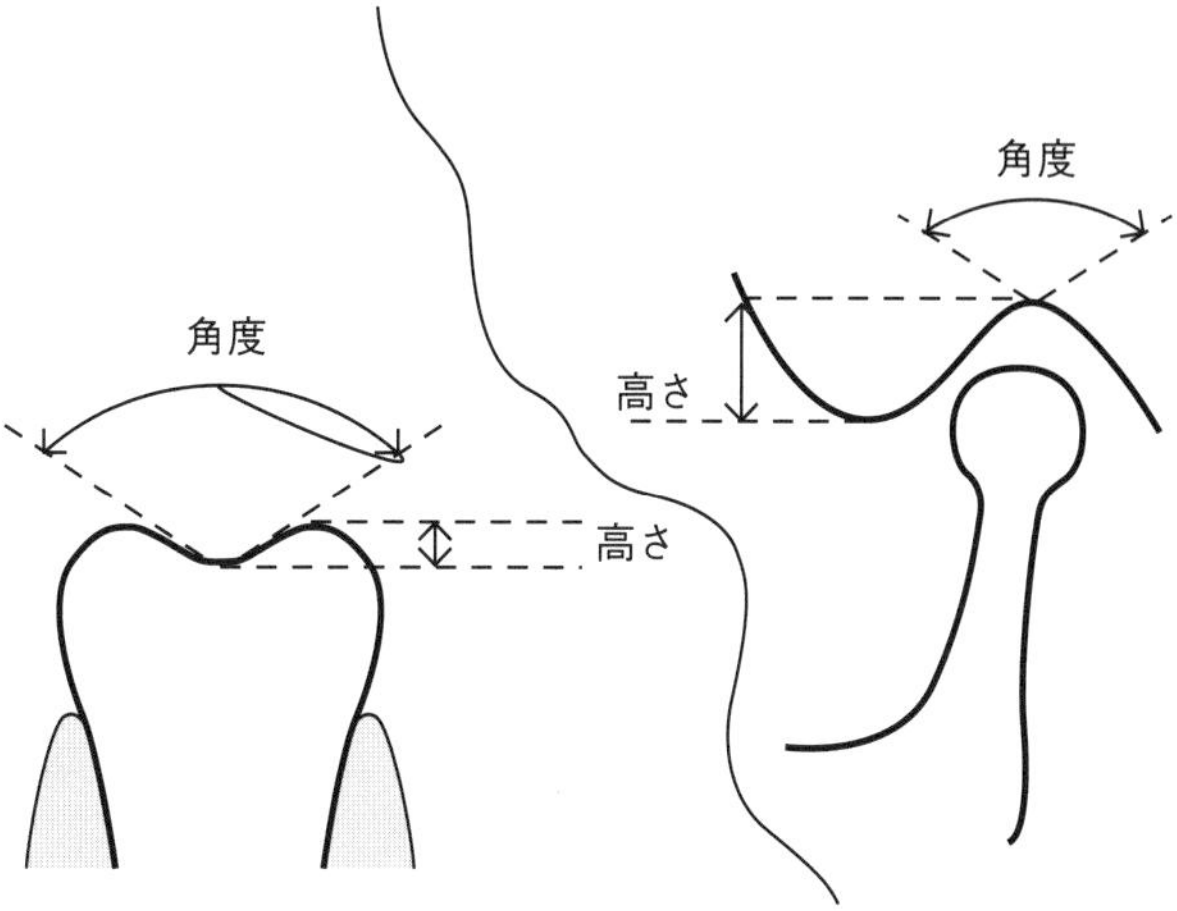

図 39

問診・視診・触診と検査し、咬み合わせの病気・顎関節症と診断されたら、顎関節の写真を撮り、上下の模型をとります。そして、プラスチックか歯科で使うレジンという材料で「咬合挙上板」という装置を作り、模型と、実際の口の中で調べていきます。左右のバランス、そして高さ、一個一個の歯にはそれぞれ角度と高さがあります。前歯にも角度があります。それぞれを調べていきます（図39）。

そして、例えば「偏頭痛は咬合の左右のバランスが関係し、四十肩は、先に述べた歯の咬頭の角度と前歯の角度が関係してくると思われる」などと顎関節症を扱う専門家の中で話し合われています。

ただ咬み合わせの病気・顎関節症で全身症状のある患者さんには、できれば体の歪みも治すことを望みます。というのは最初の〈咬み合わせの病気・顎関節症〉（P28）のところで述べたように、咬合の歪みがバランスを崩して体の歪みになります。また逆に体の歪みが、歯と咬合の歪みになります。体が歪んでいると、歯と咬合の診断が間違うことがあるからです。それと体の歪みは矯正で何度でも治りますが、天然歯は一度削ったら二度と元に戻らないからです。

〈咬み合わせの病気・顎関節症〉で説明したように、頭を後ろに倒して咬んで、そして今度は頭を前に倒して咬んでください。それだけで、咬み合わせの位置が1㎜、場合によっては数㎜も動いてしまいます。何も頭を後ろに倒さなくても、猫背になって頭を前に出すだけで咬み合わせの位置が動いてしまいます。しかも、これは前後だけの話です。これに左右ズレが加わってきます。そして、左右にズラした犬の動物実験の話もしました。我々は咬み合わせの治療に0.1㎜の戦いをして、治るのは20％ではなく、100％を目指して治療しています。

体の歪みや咬み合わせの歪みから、重力のバランスにズレがきては良くありません。重力も骨から血波の造成まで重要な働きをしています。

また、顎のポンプが歪むと気も歪みます。

顎関節症を診る場合は頭部を中心に、体の歪みも診ることが必要かと思います。

話が少し横にそれますが、体の歪みを治す矯正法についても書いておきます。

【体の矯正法】

最も有名なのが橋本敬三先生の「操体法」です。

ヨガと気功法などの古来からある東洋医学の矯正法を基に、それを集約して現代医学の矯正に利用したものです。

有名なので、操体法の本は、どこの本屋にもあると思います。

もちろん、ヨガや気功法でも体の矯正はできます。また、体をくねらせる金魚運動や手足を微動させる毛細管運動で知られる西式健康法も良いと思います。

顎関節も最近は若年者にも増えてきました。もし若年者に全身症状が現れたとしても、虫歯になっていない限り、特別な場合を除いては、歯を削ったり、かぶせたりすることはほとんどありません。挙上板という顎関節症の矯正装置を口の中に入れて様子を見ます。必要があれば、歯並びを治す歯列矯正をすることも考えられます。昔は、歯並びが悪いと見た目の審美障害と発音障害から歯列矯正をしましたが、現在は気のポンプ・顎関節に大変悪い影響を与えることが分かってきました。全身に影響及び、体も歪むことがあります。

歯並びを治す矯正法については、最後の不正咬合の所で述べます。

[顎関節症・急性期の治療]

現在、口が開かなかったり顎関節が痛む場合は、口や体を調べる前に緊急処置、薬物療法・物理療法・鍼灸治療を行います。

顎関節に痛みがあれば鎮痛剤を塗布し、消炎鎮痛薬を服用します。緊張などの精神的なものがあれば中枢性筋弛緩薬・抗不安薬・抗うつ薬などを与えます。必要があれば温湿布・冷湿布の温熱療法やマッサージ・鍼灸治療を行います。

口が開けない開口障害が起これば、先の温熱療法やマッサージ・鍼灸治療等の療法を行います。

以上の薬物療法、物理療法以外に、先の挙上板によるスプリント療法と外科療法があります。一般的に、血を流して行う外科療法は、昔はやっていましたが、最近ではほとんど行うことはなくなりました。顎関節にしても人体にとってもあまり予後が良くないからです。顎関節は、咬合の中心だけでなく人体の中心でもある重要な器官です。

虫歯

虫歯（図40）は、虫歯菌と糖でできたプラークで酸を作り歯をとかしてできます。

また、虫歯はこれに時間が関係してできます。なぜなら砂糖によって、口の中は3分で酸性になり、脱灰します。（P125図37）

砂糖はPH5.4で脱灰が始まります。20分～30分ほどでPH5.4以下となります。

それで、虫歯にはプラークコントロール・歯磨きをします。ただ、その時間、3分以内、に歯を磨き、口の中が酸性になるのを防ぐのは、オイソレとできるものではありません。その場

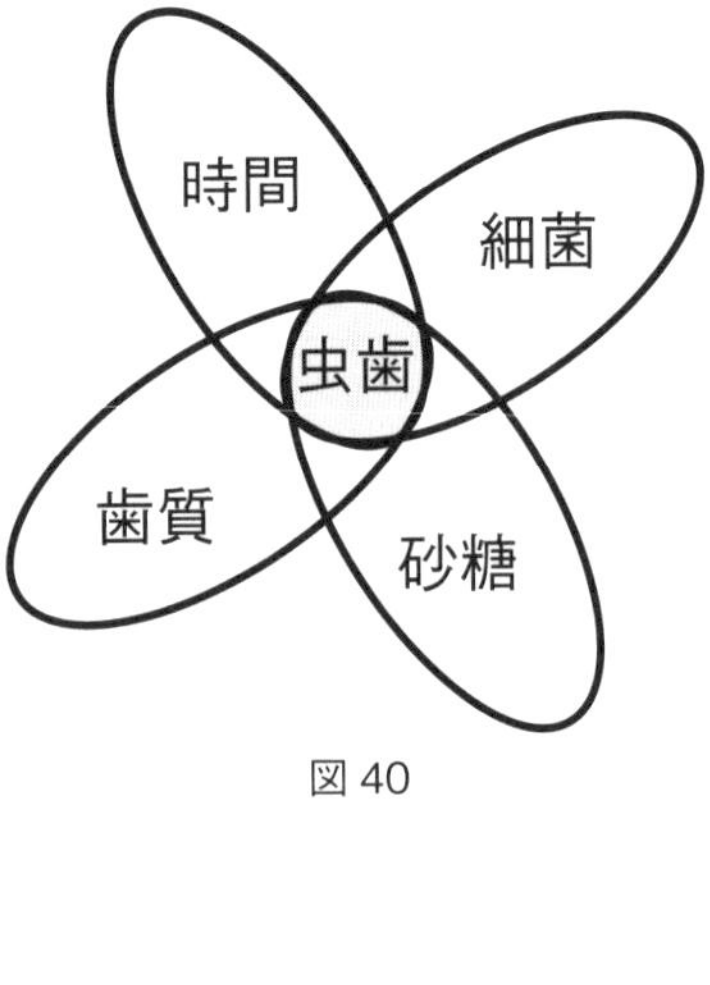

図40

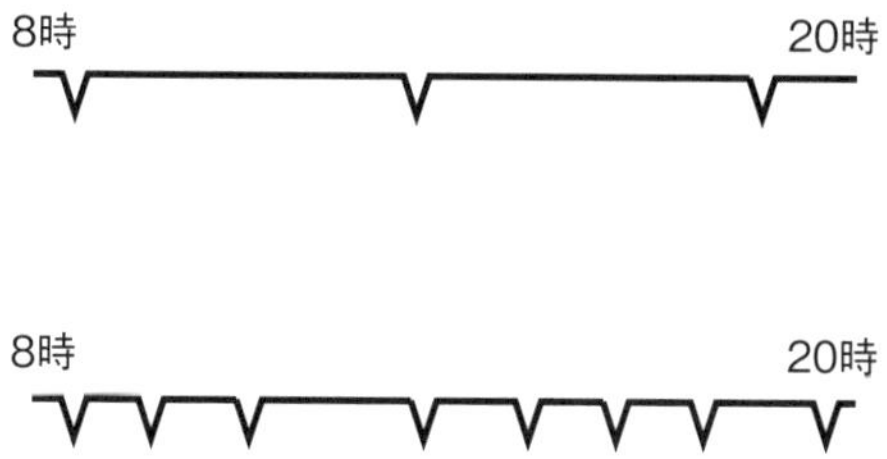

図 41

合は、お茶でうがいしてください。お茶は殺菌作用もありますし、虫歯を予防するフッ素も入っています。フッ素は高価なお茶ではなく安い番茶に多く含まれています。お茶で口の中が酸性になるのを防ぎ、後からゆっくりと歯磨きで、砂糖と虫歯でできたプラーク（歯垢）を除いてください。

　プラークを2～3㎜取っただけで、その中に何億という物凄いバイ菌がいます。プラーク（歯垢）を除けば歯は酸性にならず脱灰しません。もう一つ虫歯に関係する時間とは、時間を決めて食べろということです。なぜなら朝8時から夜8時まで、3度の食事だけだと、図41のように、これだけしか脱灰時間がありません。しかしダラダラ食べていると、それだけ虫歯になります。甘い物ばかり食べてはいけません。虫歯を防ぐには細菌と砂糖と弱い歯質をなくすことと述べましたが、この三要素に噛むことも加えたいと思います。噛むことにより唾液が出ます。唾液が細菌を殺し、砂糖を薄め、歯質を強化し、歯だけでなく歯周病にも効果があります。また、気の源として、体全体にも効果があります。

【砂糖】

砂糖は、虫歯や歯周病の原因になります。歯の病気だけでなく砂糖からくる脂肪は、心臓病を誘発します。その他、肝臓や腎臓を肥大させたり、動脈中のコレステロールを増やしたり、糖尿病の原因と、万病の原因となります。

また、砂糖は酸性食品となって骨の成分のカルシウムを破壊し、ビタミンB_1も破壊します。そのカルシウムは人体の炎症を抑えるので、カルシウムは何かあると、すぐに炎症を起こし病気となります。特に小児、そして妊婦もカルシウム破壊は2倍必要とされています。糖分は控えめにして、ノリ、小魚、チーズ、ひじき、または豆腐等のカルシウムのあるものを摂ってください。

ただし、先にも述べたように信じる宗教で強制してはいけません。科学も5～6滴しか未だ分かっていません。例えば心臓が疲れて弱っている時に、糖分をカットして、カルシウムを与えすぎると逆に病気になってしまうこともあります。人の身体は必要としているものを欲しています。食べたくない物を無理やり強制して食べさせないでください。

余談になりますが、学校関係者とＰＴＡの父兄と我々専門家との懇談会で、父兄の一人が「牛乳はカルシウムなど大変栄養があるので、子供にいつも大量に飲ませている。健康に良いことだと思うが」との質問がありました。

たまたまお医者さんがその場にいなかったからでしょうか、答えが出ませんでした。それで、こちらが次のように答えました。

「砂糖は万病の原因と悪く言われているが、実は大変に栄養があるのです。しかし美味しいので多量に摂り過ぎるから以上のような害が出てくる。牛乳もカルシウムなど大変栄養がありますが、牛乳だけ摂り過ぎるのはダメです。イロイロな物を食べないと良くない」と……。

先に砂糖はコレステロールを増やして万病の原因になると述べました。事実、動脈硬化や心臓病にコレステロールが悪玉のように言われています。

しかし人はコレステロールがないと生きていくことができません。コレステロールは必要な物なのです。何事も過ぎたことが良くないのです。

砂糖は美味しいので摂り過ぎないように注意してください。

現在、リカルデントやキシリトール等のガムの名で知られる、虫歯にならない甘味料も出ています。

[歯を強く]

歯を強くするのにはフッ素が知られています。

お茶の中にもフッ素は入っていますし、歯科医院へ行けばフッ素を塗ってくれます。それと歯の主成分・カルシウムは歯を強くします。

現在、虫歯予防にはいろいろな薬がありますが、6~7歳頃、ほんの2~3年、砂糖をセーブしてカルシウムを中心に栄養のある物を摂るだけでも相当な効果が上がります。「私の子供に虫歯が一本もできなかった」と話を聞いて喜んでいた学校の栄養士の先生がいました。

歯は歯肉の外に出ている歯冠と、歯肉の中に埋まっている歯根に分かれ、虫歯になるのは主に歯冠です。

その歯冠のでき始める時期は、乳歯は妊娠中です。永久歯のでき始める時期はご存じでしょうか。オギャーと生まれた出生時には永久歯はでき始めるのです。意外と早く永久歯ができ始めるということを覚えておいてください。

そして、永久歯28本の歯冠のエナメル質は7歳頃には完成します。歯が完成してから、いくらカルシウムを与えても歯は強くなりません。骨とちがって歯のカルシウム代謝はほとんどないからです。

強い歯28本は7歳頃までが勝負です。妊娠中はもちろん、小児の早い時期からカルシウムを中心に十分栄養のあるものを与えてください。

【虫歯の好発部位】

虫歯の三要素・弱い歯質と虫歯菌と砂糖があれば何処でも虫歯が出来ます。

虫歯を防ぐには、この三要素が交わる時間を短くすることと、虫歯を防ぐ睡液を出すために噛むことです。

では、虫歯のよくできる場所は何処でしょうか？　それは、下顎の大臼歯と上顎の前歯です。下顎の大臼歯、とくに6番は最初に生えてきて虫歯菌に長くさらされますし、その形態が食べ物が長時間停滞するような形になっているからです（図42）。

では上顎の前歯はどうして虫歯になりやすいのでしょうか？

それは虫歯を防ぐ唾液が少ないからです。下顎は顎下腺、舌下腺と舌の下から多くの唾液が泉のように湧き出ます。上顎も耳下腺と奥歯の上から唾液が湧き出ています。

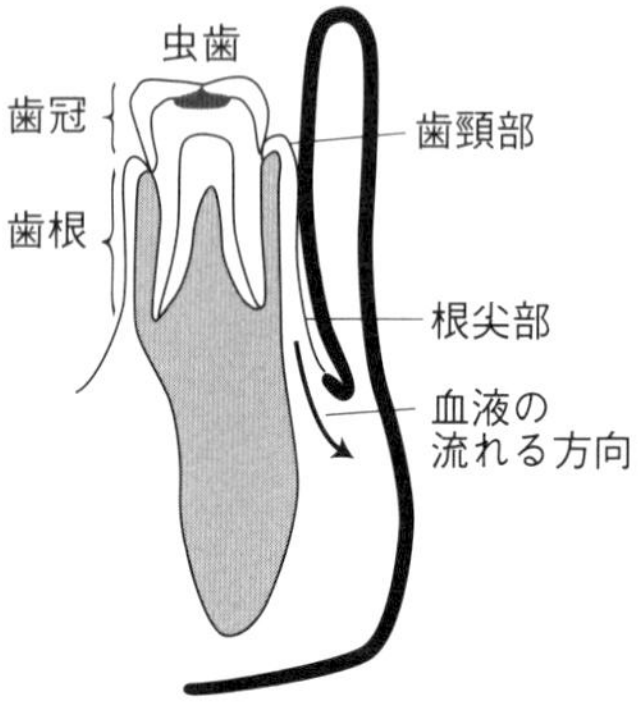

図 42

唾液の恩恵にあずからないのは上顎の前歯だけです。

ですから虫歯になりやすいのです。注意して磨いてください。

その他の虫歯好発部位としては歯ブラシの届かない所、一番奥の歯のそのまた奥側（遠心部）の歯面と歯と歯の間・歯間部があります。しっかりと磨いてください。フッ素などの虫歯予防剤も、この好発部位を中心に塗ります。

乳児でさえも1歳になれば、前歯と下顎の奥歯は生えてきます。

歯が生えたら、ぐずるからといって、おっぱいやミルクを飲ませて寝かせてはいけません。虫歯になります。飲むなら水かお茶にして、歯ブラシが無理ならガーゼ等で歯を拭いてください。

歯周病

歯周病は読者には「歯槽膿漏」と言った方が分かりやすいでしょうか。歯の周りが赤くなると歯ぐきから出血します。そして進行すると膿（うみ）が出たり、口が臭くなったりして歯がグラついてきます。そして最後には歯が抜けてしまう歯ぐきの病気です。昔は糖尿病等の全身疾患から歯周病になると言われてきました。しかし現在は逆に歯周病を治せば糖尿病、肺炎、心筋梗塞、早産をも防ぐと言われています。ただ歯周病から糖尿病等の病気を防ぐ、科学的なメカニズムがすべて分かっているわけではありません。タバコから肺癌になるメカニズムがすべて分かっていないのと同様です。

しかし唾液によるホルモンが病を防ぐこと、口から臓器ができたことなど、口は気に働いて生命力を高めます。口の病気・歯周病を治すことは大切です。

歯周病と診断されたら歯科医院ではプラークコントロールという歯ブラシ指導に

よって歯ぐきの細菌叢を制御、コントロールします。

プラーク（歯垢）や歯石を2～3㎜取っただけでその中に何億というバイ菌がいます。お医者さんが「そんな菌が口の中にいるのか」とびっくりするほどの猛毒のバイ菌です。そして歯石を除去し、歯ぐきの膿や腐敗した所を除去します。歯周病の治療でも食事指導は大切です。砂糖を少なくして野菜を多くとるように指導します。

野菜はできれば無農薬野菜が健康に良いです。米もできれば五分づき米か玄米にすれば、よく噛むようになるので良いです。強い刺激物は控えめに。刺激物で特に悪いのは、タバコです。歯周病だけでなく、癌を始め万病に良くありません。

歯周病は大きく分けて二種類あると思います。歯肉の血行障害と、歯の周りの骨の形成障害です。歯肉の血行障害に対し、先に言った噛むことと歯磨きによるマッサージをします。必要ならば手で歯肉を外からポンポンたたきます。たたく時は、血の流れに沿って、歯頸部から根尖部へ向かってたたくこと（P148 図42）。もちろん歯をたたくのではなく歯肉をたたくこと。歯ブラシで歯肉を歯頸部から根尖部へポンポンと押さえるともっと効果が上がります。

歯の周りの骨の形成不全は、全身的エネルギー不足からきます。東洋医学では、全身的なエネルギーは「命門」からきます。

「ヘソ」のちょうど裏側にあるツボが命門です（P112図32）。

何故、こんな所に「命の門」という重要なツボがあるのでしょうか。

それは胎児の図を見てください。

陰のヘソの働きが消えても、その裏の、陽の命門は死ぬまで働き続けると思われます。

そのヘソの裏側のツボ「命門」をよくマッサージすることが、全身にエネルギーをつけて、歯の周りの骨を作り歯周病を予防します。

余談ですが、柔らかい話もしておきましょう。命門は実は早漏・インポテンツのツボなのです。精力を強くするツボです。逆に言えば、精力を使い果たすと歯が浮いてきて歯槽膿漏になります。精力を使うのもほどほどに。先に歯がなくなると、体は枯れ木のようになって、気、いわゆる色気がなくなってくると述べました。また、昔から「歯が抜けていくと、下が駄目になる」と言います。この項目はしっかり読んでください。

もう一つの分かりやすいツボ・歩くツボ「湧泉」も紹介しておきます。

図43のように足裏にある唯一のツボで、足裏の土踏まずの所にあり、経絡の起始点です。

湧泉の名の通り、まさに毛細管現象の泉の湧く所です。

湧泉のツボは気・経絡の起始点ですから、お灸をすえるか、または石やゴルフボールなど硬い物を踏み付けていれば、全身にエネルギーをつけ、歯周病を予防します。毛細管現象の歩くことと合わせて覚えておいてください。

専門的には歯周病の鍼灸では、命門・湧泉以外に、合谷、手の三里、曲池、三陰交、委中、京骨などのツボを使います。

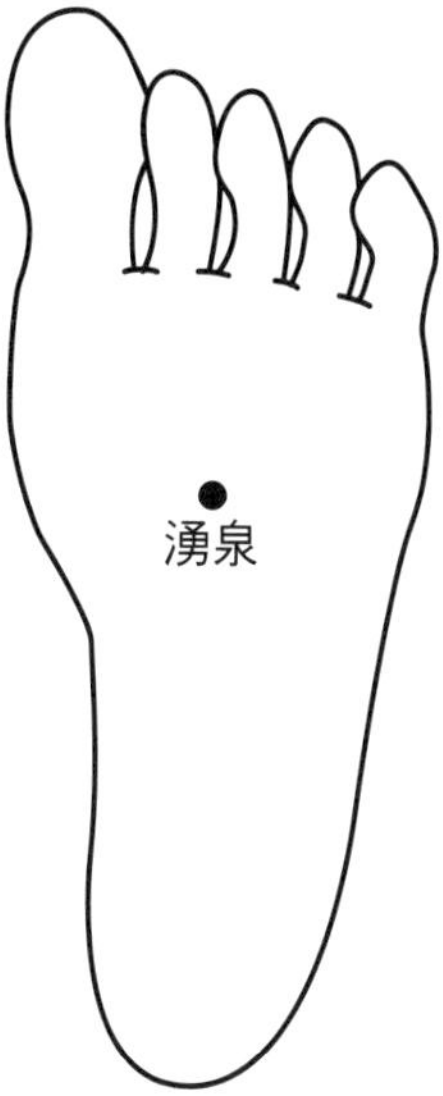

図43

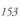

なぜ、東洋医学的アプローチが必要なのでしょうか。

先に歯肉の血行障害は歯頸部から根尖部に血の流れに沿って刺激を加えてくださいと述べました。しかし、その歯肉や歯頸部にエネルギーのある血液が流れ込まないと病気は治りません。そこで、病を癒す口の話から東洋医学的なアプローチをしました。よく歩いて毛細管現象を高めて、よく噛んで気のポンプを活発にすることが必要です。

歯周病も気から来ます。薬もよいのですが、何かと副作用があります。副作用といえば、血液が流れ込む圧力を下げる、降圧剤の薬で逆に歯周病になることもあるようです。圧力がなくてスーッと流れない川が腐敗するのと同様の理屈です。

精神から来るイライラは、全身のエネルギーを不足させ、歯肉の血行障害を起こします。毛細血管が縮小して、サラサラしていた血液がドロドロになります。スーッと流れない血液は腐敗もするでしょう。

精神的なストレスからくる歯周病の方が、タバコによる歯周病より多いと思います。ストレスによる歯周病の患者さんには、「気・電磁波」との関係から丹田呼吸法や気功法、ヨガも勧めています。なお、日本には昔から座禅という立派なヨガや気功法があります。

〈禅を分かりやすく〉（P118）で述べたように原理は丹田呼吸法や気功法と同じだと思います。最近は何が原因か分かりませんが、簡単に重篤な歯周病になる場合があります。気功法、ヨガ等で気を整えることは良いことだと思います。

入れ歯

サルの社会ではボスは大歯が1本抜けるとボスの座を追われると聞きます。歯が抜けたら入れ歯を入れないといけません。顎関節症で述べたように、歯が抜けると、それがきっかけで歯が移動して顎が移動していろいろな症状が起こるからです。また大臼歯が1本抜けただけで噛む力が半分に落ちてしまいます。

入れ歯には二つのタイプがあります。自由に取り外しのできる可撤性義歯と、歯に接着して固定する固定式義歯いわゆるブリッジです。固定式義歯・ブリッジの方が自然の歯となり、優れていることはいうまでもありません。しかし、取り外すことができませんから歯磨清掃で十分清潔に保つようにしてください。

ここでは、患者さんにとっても術者にとっても問題の多い、自由に取り外しのできる可撤性義歯を主に述べていきます。患者さんにとっては、不自由で一番嫌な義歯です。

また、こちらにとっても多くのことを言わなければいけない問題があります。入れ歯は噛む機能、容貌・外観、話す機能を回復します。噛めなければ噛めるようにします。ねちがやせて口元が貧弱になったら、入れ歯のねちを厚くして容貌を回復します。話せなければ床を改良して話せるようにします。

入れ歯の機能はそれだけではありません。先に呼吸時にも顎関節は動いて呼吸していると述べました。入れ歯は顎関節を中心とした気のポンプ・口の機能を回復する臓器なのです。

病を癒す口、応用からお話ししますと、入れ歯は元あった歯のとおりに回復するのが原則です。

気のポンプ・顎関節の形に準じて歯の形ができて、そして歯の形に準じて顎関節の形ができているからです。

余談になりますが、日本人には明治維新や太平洋戦争以降、欧米崇拝があります。昔、米国の先生がリンガライズドオクルージョンという、図44のように外側・頬側が外上方に上がってしまった咬合を提唱しました。すると瞬く間に日本全国に広がり、今でも主流でしょうか、崇拝者は多くいます。

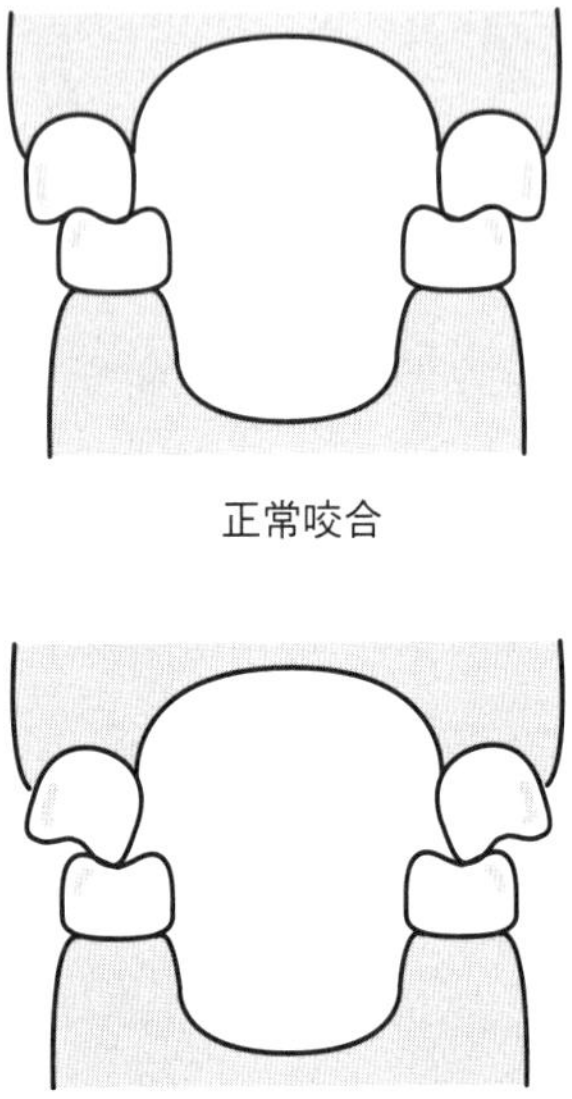

図44

しかし、この咬合で20年以上前に入れ歯を作ってみたところ、患者さんには評判が良くありません。治療は欧米人に教えてもらうのではなく患者さんに教えてもらうものです。

気と口からは、気のポンプ・顎関節の形に、元あった咬合に回復するのが原則だと述べました。

人類は何億年の間、滅びていった何万、何億という無数の種類の中から生き延びて万物の霊長になりました。

リンガライズトオクルージョンのような外に開いた咬合でしたら人類は滅びてしまいます。下等動物の歯も、外には開いていません。

また、このリンガライズドオクルージョンの咬合には食べた物が内側に行かずに外側に出てしまう、などといった弊害もあるようです。

食べた物は舌で味わって奥へ奥へと行くように設計されています。

病を癒す口の応用から言えば、特別に異状のある顎の形でない限り、神様からもらった最高の咬合、自然の咬合の方が良いということになります。

ついでに、余談ですが、もう一つ書いておきましょう。

これも欧米人崇拝なのでしょうか、何十年か前に米国の先生が……入れ歯は出っ歯のように上歯をオーバーに前に出して前歯を離して並べなさい……と言いましたところ、それが日本全国に広がり、現在もこの理論が主流になっています。

読者に知っておいていただきたいことは、欧米人は出っ歯になっている人が大変に多いということです（写真④）。ですから入れ歯を出っ歯に並べれば大変調子がよいのです。しかし日本人は出っ歯はほとんどありません。

気と口の応用から言えば、元来あったとおりに咬合させろ、と言いました。

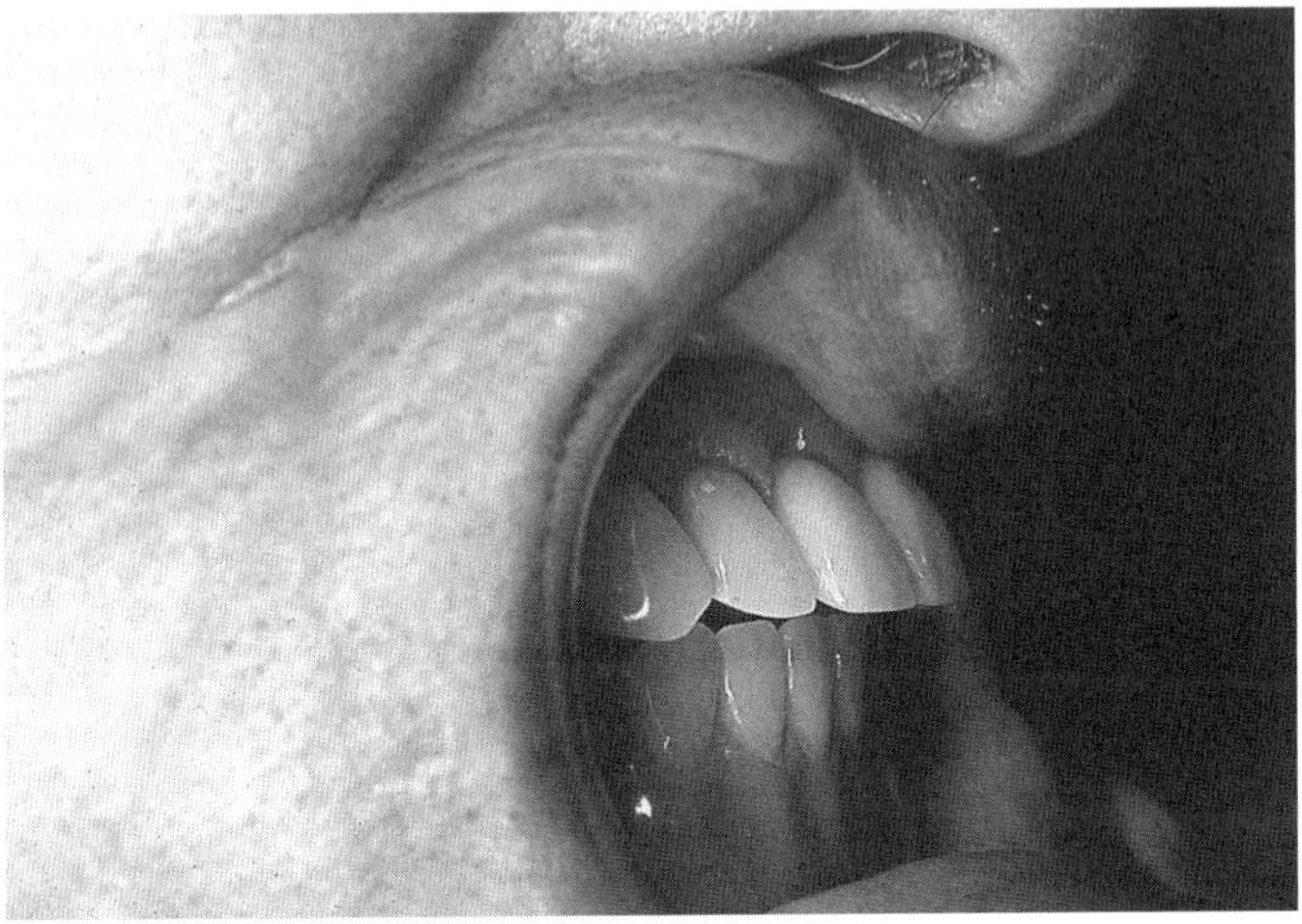
写真④

日本人でも、もちろん前歯を離して並べるケースはありますし、気と口の理論から言えば、リンガライズドオクルージョンや上下の前歯を離すのは疑問だ、また、治療は欧米人よりも患者さんに教えてもらう方が良い、とは読者にインパクトを持っていただくために、入れ歯に興味を持っていただくために書きました。批判した理論は理由のある理論です。

ただ問題は、欧米人もしくは欧米で学んできた人が述べたことが聖書の如くなってしまうことです。間違っていると思われる欧米からきた理論や理屈はたくさんあります。

まだ述べたいことはいろいろありますが、読者には少し専門的で難しかったでしょうか？　病を癒す口からは以上のようなことが言えます。入れ歯をしている人に、参考になれば幸いです。

【入れ歯を入れて寝ていますか？】

入れ歯をしている読者にお聞きします。夜、入れ歯を入れて寝ますか、入れ歯を外して寝ますか。病を癒す口から言えば、入れ歯を入れて寝たほうが良いのです。顎関節も呼吸しています。入れ歯は臓器として、夜寝ている時も呼吸を始めいろいろな機能を働かしているのです。外して寝ると無呼吸症候群などの原因になります。

これは歯科一般の考え方からは、真っ二つに分かれている考え方なのです。

外して寝ろという考え方の一つは、虫歯が夜できるのと同様に、夜に細菌が異常に繁殖し、入れ歯が細菌の住家になるからです。異常に繁殖した細菌は気管支炎や肺炎を起こす可能性もあるから、入れ歯を外して寝なさいということです。もっともなことです。入れ歯を入れて寝る場合は入れ歯を洗浄液・殺菌液に漬けて洗浄して、入れ歯と口の中を綺麗にして寝るのが絶対必要条件です。何年も入れ歯を外さないで入れたままにしている人が、稀にいます。論外です。

入れ歯を外して寝るほうが気分がよい方は、無理に入れて寝る必要はありません。また咳がひどい時とか、入れて寝ると飲み込む危険のある場合は外して寝てください。

臓器として機能していない、合わない入れ歯も入れて寝る必要はありません。

【入れ歯の磨き方】

以上述べたように、入れ歯の清掃は自分の歯以上に重要です。

入れ歯に使われている合成樹脂は吸水性があるため、汚れだけでなく細菌も付きやすく、匂いも吸収します。歯ブラシと水で丁寧に磨いてください。

歯磨剤は使わないでください。歯の磨き方の項で述べたように、ダイヤモンドのような歯も歯磨剤で削れます。ましてや柔らかい入れ歯は歯磨剤で簡単に削れてしまいます。

入れ歯用の歯ブラシは毛の長いのが便利だと思います。また、入れ歯専用の歯ブラシもあります。寝る前には洗浄液に5分以上漬けて十二分に洗浄消毒をしてください。ただ、洗浄消毒するといっても煮沸消毒はしないでください。入れ歯は変形します。

[寝たきり老人の入れ歯]

現在では寝たきりの老人には歯医者さんが出向いて入れ歯を作ってくれます。先に述べたように、入れ歯は咀嚼だけでなく呼吸を始めすべて機能を動かしている臓器です。〈西洋医学を分かりやすく〉（P75）で述べたように、痴呆症の原因は顎のポンプの横の海馬と扁桃核の萎縮によるものです。口から脳と肺の原型ができたのです。植物状態で動かなくなった人が、口を動かすことによって治ってくるとも聞きます。

入れ歯は寝たきりの老人にとって必要です。寝たきりの老人が立って歩き出すことがあります。ただし、舌が自由に動かなくなったら逆効果です。

入れ歯は臓器ではなく異物として口の機能に害を与えてしまいます。舌が動かなくなったら、そっとしておいてください。癌の末期には手術をせず、そっとしておくのと同様です。

老いてくると舌の動きが悪くなります。介護する時は舌や顎の運動を訓練します。舌の動きが悪くなった時に限って入れ歯も特別作ります。舌が上顎にギュッと押し付けて物を飲み込めるようにするためです。読者もツバを飲み込んでみてください。舌をギュッと押し付けないと飲み込めません。

毎年、何百人の御老人がお餅を飲み込めなくて亡くなるそうです。舌が老化したら食べる物も工夫してください。

舌が自由に動いても入れ歯がなかなか臓器にならずに、物が食えないと言う人もいます。根気よく歯医者さんにご相談ください。

【インプラント】

インプラント・人工歯根とは、人工の根を骨内に植え込んだものです。天然歯と同じような人工の歯が入るのですから夢のような最高の入れ歯です。取り外しの入れ歯では異物感と違和感でとても噛めない、発音できないという方にはこんな朗報はありません。

何十年前は半信半疑でしたが、何十年も前にこちらで入れたインプラントがびくともしないで使われているのを見るにつけ、自分自身でもビックリするほど素晴らしいものです。インプラントは感染だけでなく異物を骨の中に埋め込むのですから、痛くなったり麻痺したりすることは当然考えられます。今まで幸いにしてそのようなことがなかっただけのことで、患者さんに万一のことがあったら大変です。

事実、裁判沙汰になるのはインプラントが一番多いのです。夢のようなことは、それだけのリスクがあることを承知してインプラントをしてください。

インプラントの歴史を述べてみます。

先輩の先生には最初は竹や本を埋め込んだなどという話も聞きましたが、さすがにそのようなインプラントは見たことがありません。しかしインプラントは二千年前から行われていたようで、頭蓋骨に残っています。

インプラントも欧米からきたものです。日本ではセラミックのインプラントができて広く歯科医院に広がりました。セラミックでインプラントが歯科医院の間に急速に広がっている頃、インプラント先進国の欧米人がセラミックは駄目だと言っていたのですが、セラミックは金属と違いまったく為害作用がありません。

しかし欧米人が指摘したとおり、セラミックは時間が経つと沈下し骨の中に沈んでしまって役に立たないケースが多く見られるようになりました。

さすがに先進国の人の指摘は正しいなと思いましたが、こちらに言わせてもらえば、欧米人は手術が雑なので骨を障害することが多いのです。だからセラミックが沈下するのであって、骨を障害することなしに注意深く埋め込めばそんなに沈下することはありません。

とにかく現在はセラミックはほとんどなくなり、金属のチタンが主流になっています。チタンはセラミックと違って骨と結合するからです。チタンのインプラントといっても多くの種類があります。その中でも主流はスウェーデンのブローネンマルクとその類似品です。

なぜ良いかといいますと、歯根のチタンを骨の中へ埋め込んで骨が再生した約3ヶ月月後に歯冠をはめ込む、という専門家にとってまったく理想的なインプラントだからです。

十何年か前にブローネンマルクが出てきた時には、このインプラントは駄目だろうと思ったものでした。ゴルフでも何でも、理想的なフォームよりシンプルなフォームの方がミスが少ないからです。事実ブローネンマルクは手技が複雑です。しかし現在はインプラントといえばブローネンマルクの理論が主流となっています。

インプラントが一番、裁判沙汰が多いと言いました。一昔前のセラミックのインプラントでは裁判が不利になります。しかし最も理想的なブローネンマルクも多くの欠点を持っています。他方セラミックも骨を障害することなしに注意深く埋め込めばそんなに問題は起こりません。このインプラントは悪い、あのインプラントは良いと裁判で論ずる問題ではありません。どんなインプラントでも異物を骨の中に埋め込むのですから、当然麻痺や痛みは起こり得ます。それが怖ければ問題の起きる前にインプラントをしないことです。十分に話し合ってインプラントをしてください。

こちらが知っている範囲で、これからインプラントをやる読者にアドバイスをしておきます。十分話し合ってインプラントをやってくださいと言いましたが、インプラントにいろいろ疑問を持っていたり、神経質になっているならば止めておいた方が良いでしょう。インプラントがどんなに素晴らしいものでも本来は異物です。体が神経質になっていれば異物としていろいろな副作用を起こし、失敗することが多いものです。それから、上顎の骨は下顎に比べて弱いから、上顎は下顎に比べれば失敗する率が高いです。上顎にインプラントをする場合は、理解した上でやってください。

インプラントを始め手術は歯周病の手術の項で述べたと同様に、東洋医学の舌の診断で陽虚の人は抗生物質が効く範囲で、陰虚の人は毛細管現象の盛んな時に、両虚の人はなるべく血を出す手術は避けるようにします。

不正咬合

歯が不揃いであったり、上下の歯列が正常に咬み合っていないのを不正咬合といいます。

前歯の不正咬合には、

- 歯がデコボコになった叢生（写真⑤）
- 「出歯」と言われる上顎前突（写真⑥）
- 前歯があいた開咬（写真⑦）
- 「受け口」と言われる下顎前突（写墓⑧）

があります。

審美性だけでなく発音にも悪い影響を与えます。特に開口と下顎前突は、70％以上の人に語尾のハッキリしない発音障害があると言われています。

また、心理的にも障害を与えます。

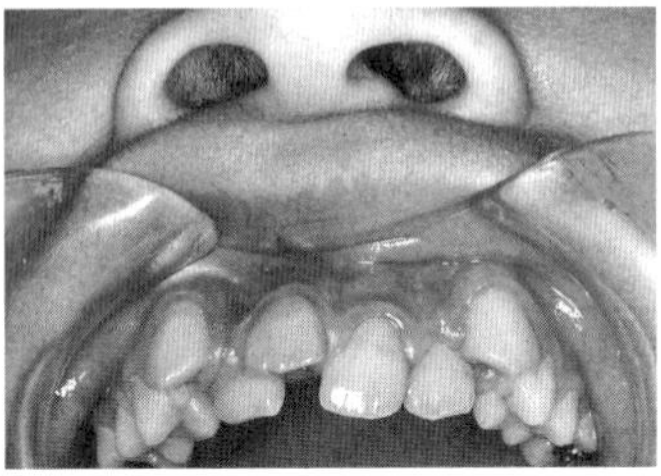

写真⑤　叢生

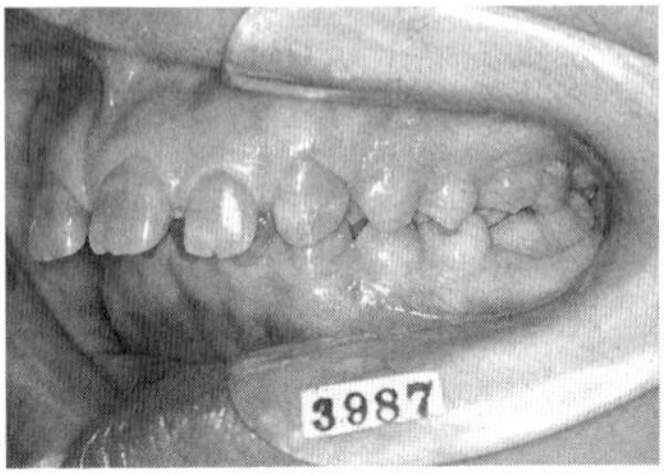

写真⑥　出歯

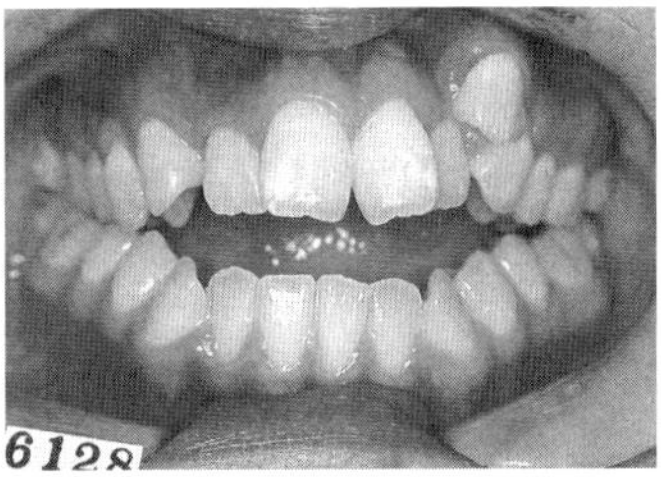

写真⑦　開咬

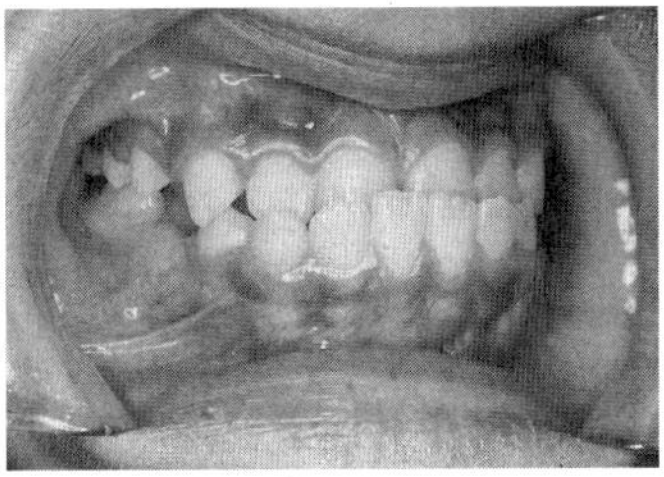

写真⑧　受け口

そして、不正咬合は、顎のポンプ作用にも大変悪い影響を与えます。つまり先に述べた顎関節症となって、全身に影響を与える場合があります。

事実、慢性病を持っている方は歯並びが悪い方が多いのです。

口の中を見て不正唆合でしたので「不正咬合は貧血を始めいろいろな症状を起こします」と言いましたところ、言っている最中に気を失って床の上に倒れ込んでしまった患者さんがいました。慢性病は本人は病気だと思っていないことが多い。

顎関節症という病気を知らないことが多い。不正咬合の中で、特に叢生は顎のポンプを変形しやすい。

気のポンプ・顎関節を変形、圧迫して顎関節症になりやすいということです。

それから注意して見てほしいことで、一般読者の知らない不正咬合に1本だけの反対咬合があります。

つまり、側切歯といって中央から二番目の小さい歯が、1本反対咬合になっている場合です。全体がキレイに並んでいれば審美性も発音もまったくおかしくありません（写真⑨）。

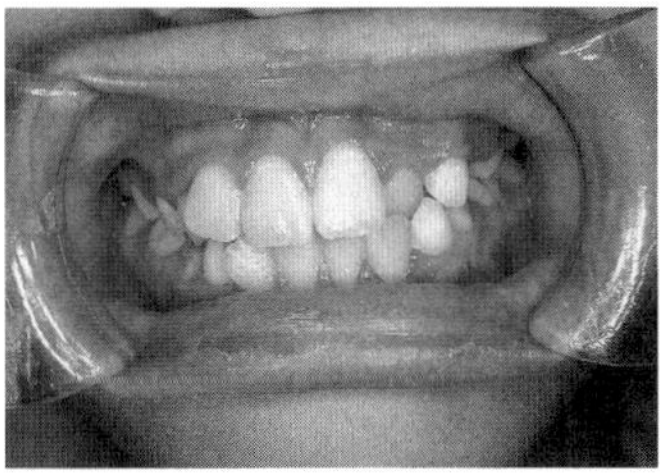

写真⑨　側切歯の反対咬合

八重歯「犬歯の前突」の方がよほどおかしいくらいです。

しかし、この見た目のおかしくない1本の反対咬合が、後々、大人になってから交通事故の後遺症と同じような全身症状・顎関節症を起こすこともあります。

先に述べたような床の上に倒れ込み貧血を起こすこともあるということです。

側切歯1本がテコの原理で気のポンプ・顎関節を歪めて

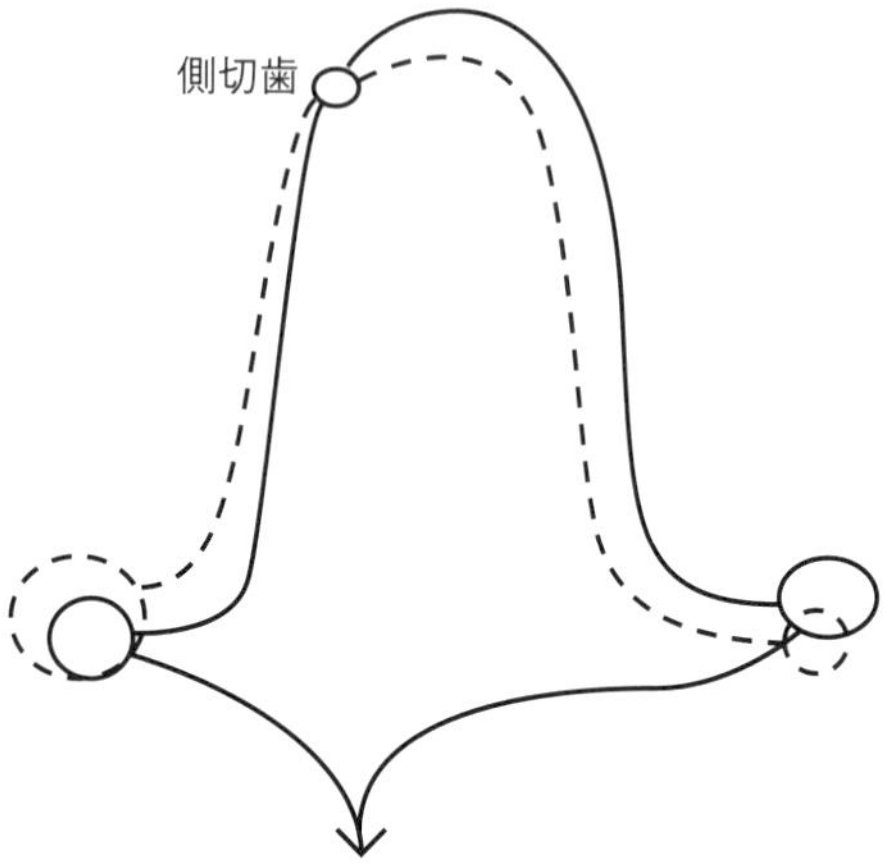

図45

しまう場合があるからです（図45）。

咬み合わせの病気・顎関節症の項で述べたように、顎関節に第二の心臓と言われる血液を回す、特に頭の血液を回すポンプがあるからです。

できれば、この1本の反対咬合も治しておいたほうが無難です。

日本で一番多い不正咬合が受け口、つまり反対咬合「下顎前突」です。この場合、（少し専門的になって異論はあると思いますが）チンキャップといって、顎を後方に引っ張る装置を使用します（写真⑩）。

しかし、このとき注意してもらいたいのは、強い力で引っ張ると顎のポン

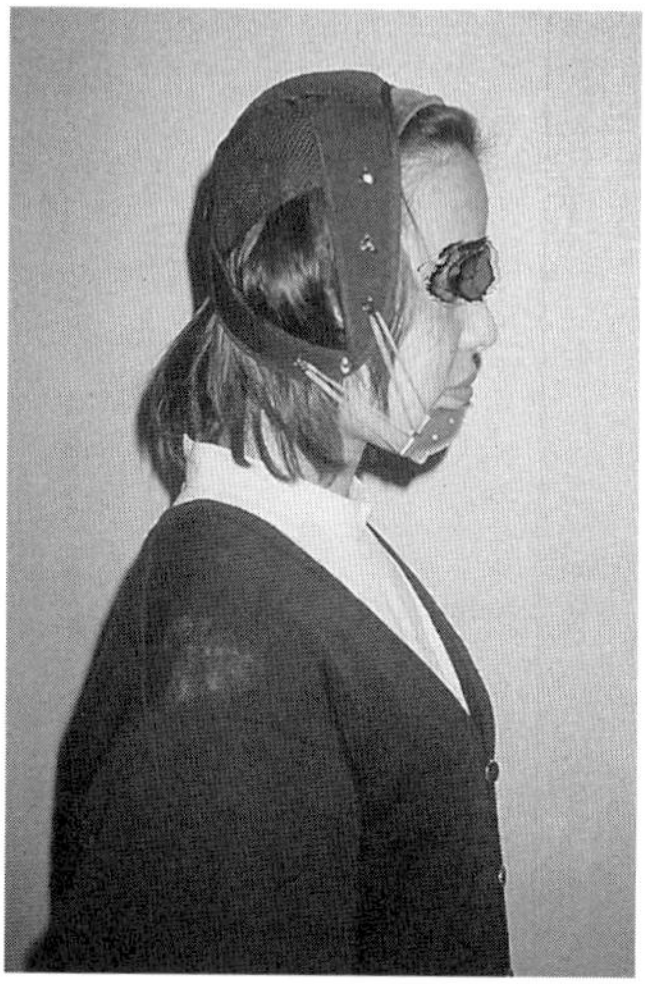

写真⑩

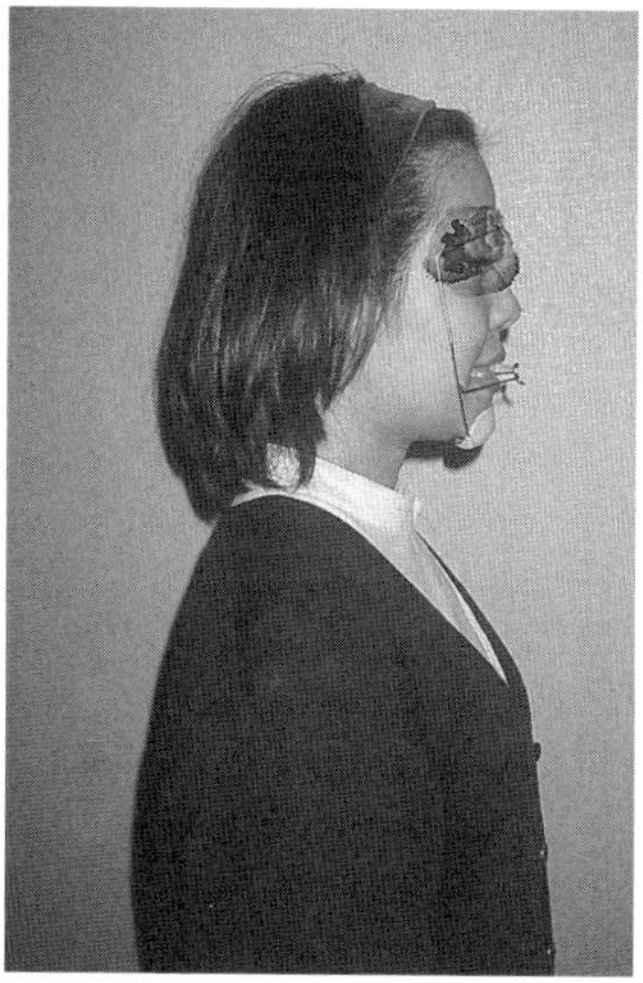

写真⑪

プを圧迫します。心臓を圧迫するのと同様に危険です。

できればフェイスクリブといって（写真⑪）おでこと下額を押さえて、上顎を出しながら下顎を弱い力で引っ込める方法の方が無難です。

また、フェイスクリブでなくてもまだ他に、矯正にはいろいろな方法があります。要は気のポンプ・顎関節へは弱い力をかけて矯正するということです。

やはり、多くの読者の知らない不正咬合に、見えない奥歯の交叉咬合があります。見た目の悪い前歯の不正咬合と同様に重要です。

奥歯は普通、上顎が外側で、下顎が内側ですが、交叉咬合は片方は外側ですが、片方は内側に入ってしまった、ギクシャクした咬合です（図46）。

1本でも交叉咬合があれば、要注意です。側切歯の反対咬合と同様に、てこの原理が働いて気のポンプを歪めてしまいます。現在は何もなくても、年をとってから局所的にも全身的にも何か症状が出てきます。

乳歯の交叉咬合は歯の調整や機能訓練だけで比較的簡単に治る場合がありますので、早めに治しておいてください。歯の調整だけなら、保険で安くできます。

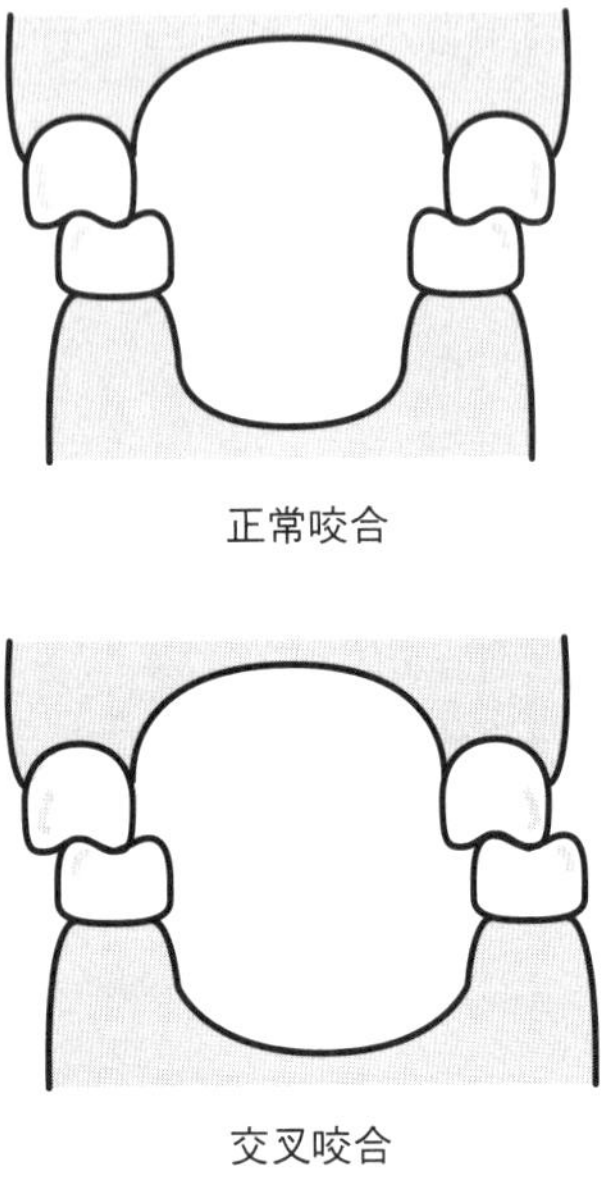

図46

乳歯の不正咬合も大事ですので話しておきます。

一番多いのが指吸い等による開咬です。

これは、それほど気のポンプ「顎関節」に影響を与えません。

が、見た目も悪いし、永久歯の歯並びに悪い影響を与えてもいけませんから、4歳を過ぎたらやめさせましょう。強制して禁止するのはよくありません。

指を吸うのは、生理的・心理的欲求だけではありません。口の周りの筋肉・機能の発育に必要な運動でもあるのです。

何故、指しゃぶり等が口の周りの筋肉・機能に必要な運動で重要なのか。

少し詳しく話しましょう。

口の周りの筋肉・機能によって、歯が出っ歯にならなくて内側に押さえられるからです。

乳児のおしゃぶりや母乳は口の周りの筋肉機能を発達させます。穴の大きく開いた哺乳ビンでは口の筋肉は発達しません。

口もとの筋肉・口輪筋が発達しないと出っ歯だけでなく、アトピー等、いろいろな病気の原因になることもあります。ですから口の周りの筋肉機能を発達させる母乳やおしゃぶり、指しゃぶりも必要になるのです。

口輪筋を締める訓練の方法にはいろいろありますが、一番分かりやすい方法として、5円玉に糸を付けて唇を引っ張る方法があります。

詳しいことは歯医者さんでお聞きください。

それから、指しゃぶりは虫歯の予防にもなります。何故だかお分かりになるでしょうか。

噛むことと同様に、万病を防ぐ唾液を出す働きが指しゃぶりにあるからです。けれども3歳になれば立派な歯がありますから、指しゃぶりを止めて噛ませてください。不正咬合の予防にもなります。

止めさせる方法として、指に塩を付けたりカラシを付けたり、包帯をしたりなど、いろいろな方法があります。また、歯科医院へ行けば、オーラルスクリーン等の特別の装置を作ってくれます。

口の悪習慣は指しゃぶり「吸指癖」だけではありません。舌を前方へ突き出す舌の悪習癖、口で息をする口呼吸、咬唇癖、咬爪癖等、いろいろあります。それぞれに、特別な装置や機能訓練があります。

矯正治療は早ければ早いほどキレイに、為害作用が少なくて治ります。ただ、矯正装置といって、歯を動かす装置が入らないと歯は動きません。その点では、本格的な矯正治療は永久歯の生えそろった10歳以降になることが多いのです。

矯正治療ですが、少し専門的になって異論があるとは思いますが、大事なことは原則としてなるべく歯を抜かないということです。今までは矯正には上下の小臼歯4本を抜く方法が一般的でした。最近は大臼歯4本を抜く方法も一般的になってきました。しかしできれば抜歯しないのが原則です。

と言いますのは、犬歯と第一小臼歯は交感神経に関係して、おとなしくなって性格的にも性的にもパワーがなくなると述べました。そして大臼歯は副交感神経に関係してエネルギーを蓄えると述べました。

もっと大事なことがあります。これは東北大学の渡辺誠教授が発見されたのですが、第一小臼歯は顎関節を保護していることが分かってきました。第一小臼歯だけではなく、第三大臼歯を抜くのも良くありません。第三大臼歯は親知らずと言えば分かりやすいでしょうか。ただし横になったり、または生えてこなかったりして、正常に咬み合うことのない歯や痛む歯は除外します。それ以外は歯は何一つ抜いてはならないのです。人体には何一つ余分なものはないのです。

先に矯正の抜歯について、専門家の間にも意見が分かれていると述べました。非抜歯の道理が当てはまらない場合があります。

先に掲載した写真⑤（P170）のように、極端な叢生は抜歯しないと歯が並ぶスペースができません。美人を作るのに多少のことは犠牲にしても抜歯することもあります。

ただし、若い頃から矯正していればこのようなケースは少ないのです。その点でも矯正治療は早ければ早いほど綺麗に治ります。

歯列矯正は三つ口や兎唇のような特別な病気を持っていないと保険がききません。お金の掛かる歯列矯正はやりたくないという人は、全身症状が出てこないように、ヨガ、気功法、数々の健康法で体を鍛えてください。

中高齢者の歯列矯正も考えものです。何十年と使っていた、気のポンプを変形させることになるからです。矯正は慎重に行ってください。

受け口（反対咬合）は受け口なりの気のポンプに合わせて、体が動いています。

例えば、受け口の人が「若い頃、受け口でつらい思いをしました。前歯が抜けたので、そのついでに正常な咬み合わせに治してください」と矯正や入れ歯をするのはだめです。

受け口の人が年をとってから正常に治すと、全身に症状が現れます。矯正するなら若いうちに矯正してください。高齢になったら、歯列矯正より体の矯正、数々の体操法で体を鍛えるほうが良いでしょう。

最後に口の体操法を書いておきます。ご参照ください。

病を癒す口の体操

歯医者が述べる口の体操、顎の体操等を一通り記しておきます。

〔口の体操〕

口の体操を述べます。

口の体操は口を動かしさえすれば良いです。ですから昔からの「ア、イ、ウ、エ、オ、ア、オ」でも良いのです。笑う健康法のように「ワ、ハ、ハ、ハ」と笑うだけでも気の病は治ります。

体を癒す口の体操の基本は「チュー」「イー」と「オー」「ムー」です。

「チューイー」は三千年の口の体操・気功法で脳下部より生命の気を出す口の音です。「オームー」は悪名高いオウム真理教のオームーですが、そうではなくて仏教経典を読む時などの、古来からある体を癒す音です。

声を出す方が良いのですが、人前で声を出せない時は声を出す真似だけしてください。

具体的には、

「チュー」と口を尖らせます。

「イー」と歯を閉じて前に突き出します。

「オー」と大きく口を開けます。くいを閉じれば「ムー」の音になります。

「ムー」と唇を閉じて横に広げます。

POINT

＊長い（5秒以上）ほど、多いほど効果はありますが、決して無理をしてはいけません。自分ができる範囲、気持ちが良いと思う範囲でやってください。一般的な目安として一回2分～5分「チュー」「イー」「オー」「ムー」と10回ほど、一日3回（朝、昼、夜）、できる範囲で無理なく実行してください。

＊最初は10日ほど続けるのが望ましいです。そうすれば効果が出ると思いま

す。少し痛いくらい強く、大きくやる方が効果はありますが、中には顎や歯が悪い人もいます。痛み出したら逆効果です。中止して専門家にご相談ください。

素顔も良くなります。特に女性は口唇の形や色が良くなり、笑顔が綺麗になります。若く美しく、明るい好感の持てる笑顔になります。

また、お肌が若返り、お化粧ののりが良くなります。そして何よりも噛むことが楽しみになり、食事を深く味わえるようになるのです。

さらに、噛むことで口の体操の効果が上がります。両者は表裏一体の、ご飯とおかずのような物で、どちらが欠けても健康医学の効果を失います。

口の体操で目、耳、口に入ってくるストレスなど、多くの害に対して免疫を付けましょう。

病は気から、と申します。気は口から、です。

正に病は口で癒されるのです。病を癒す口の体操です。

〔顎の体操〕

口の中に虫歯があったり、歯を抜いたままですと、顎を動かす筋肉に悪い癖がついてしまっています。虫歯を治しても入れ歯をしても、下顎を動かす全部の筋肉が調子良くなければ、食べ物を満足に噛むことはできません。そこで、より良い治療と治療の効果をより良くするための訓練……それが顎の体操です。

POINT

＊必要な時間は約4分、一日4回（朝、午前、午後、夜）実行してください。
＊少なくとも10日は続けてください。
＊体操中どこか痛みがある場合は中止して専門家に相談してください。

（図47、48）

くせとこりをとる体操

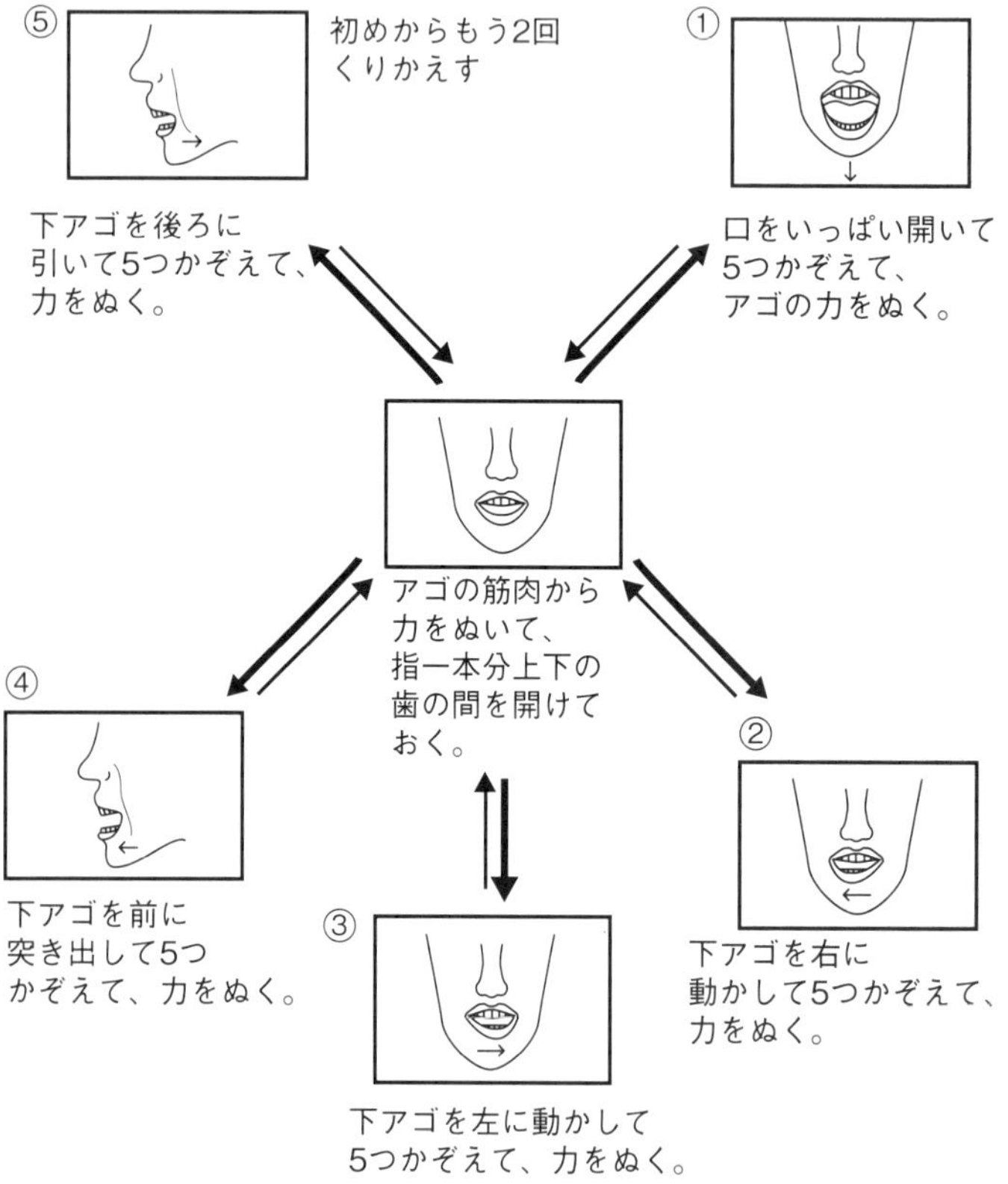

図 47

力（ちから）をつける体操

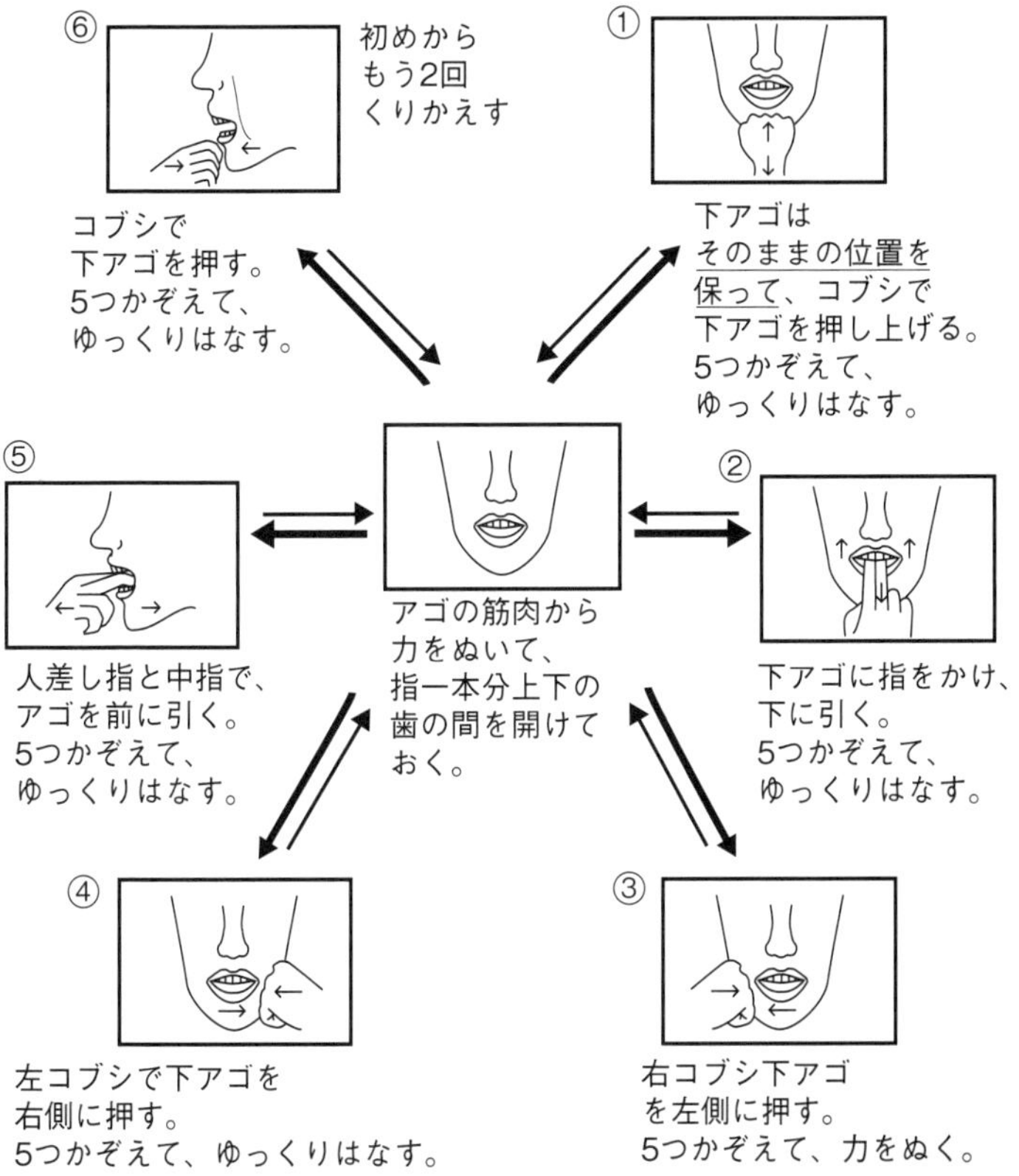

図 48

力をつける体操の注意事項

図48の1～6まで体操するのですが、もし痛ければ痛くなくて気持ちのよい方向にだけ繰り返し動かすこと。例えば下顎を右に動かすと痛む場合は、3の運動はしないで痛くない左への4の運動をして、図のように反対側に軽く3～5秒間抵抗をかけます。そして瞬間脱力します。これを3～4回反復します。原理は橋本敬三先生の操体法（P190）とまったく同じです。操体法は是非一度読んでみてください。有名なのでどこの本屋にも置いてあると思います。

〔クチビルの体操〕

POINT
★顎の体操と同じ
★1〜8各々を数秒力を入れて行い、数秒力を抜いて休む。

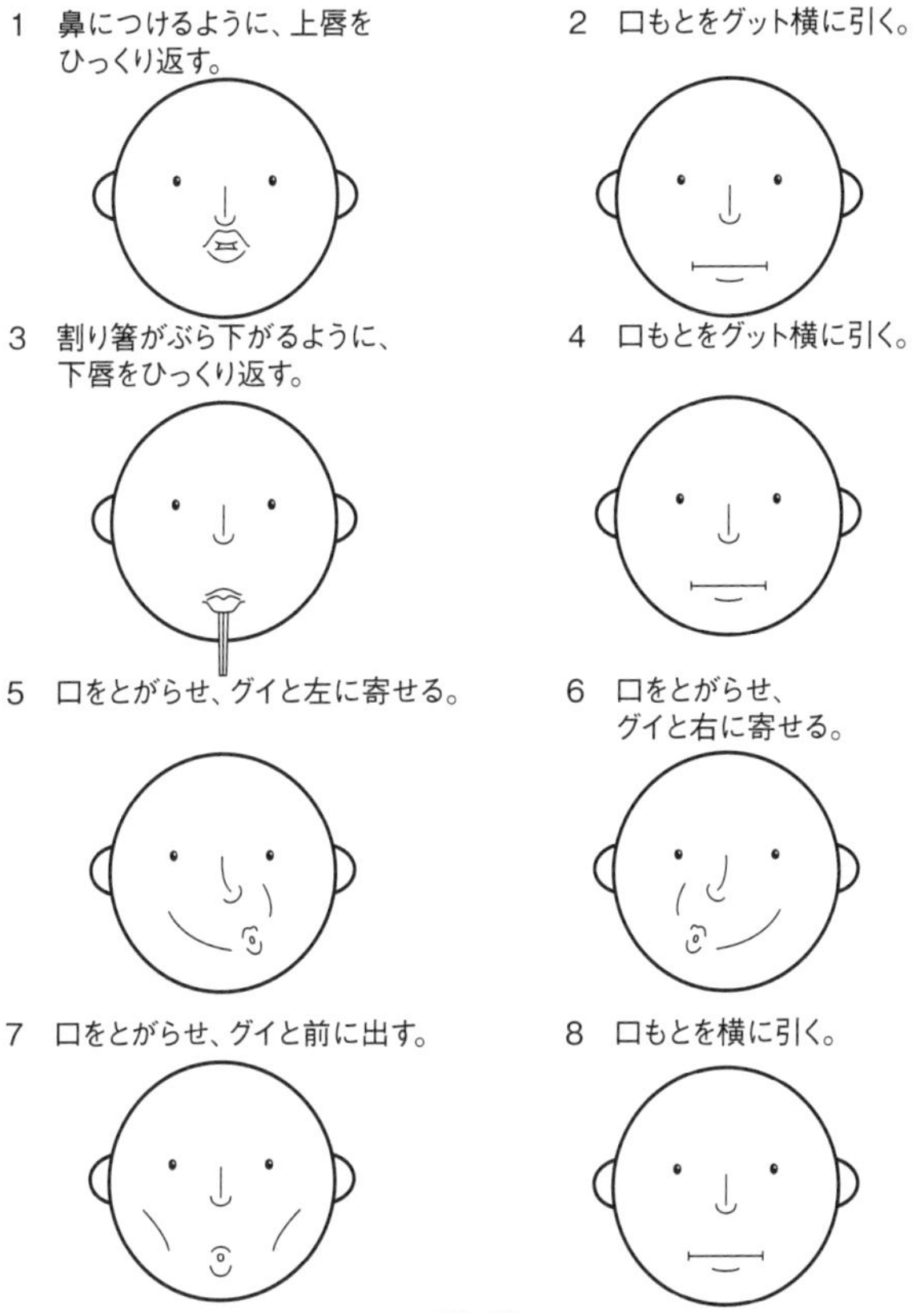

1　鼻につけるように、上唇をひっくり返す。
2　口もとをグット横に引く。
3　割り箸がぶら下がるように、下唇をひっくり返す。
4　口もとをグット横に引く。
5　口をとがらせ、グイと左に寄せる。
6　口をとがらせ、グイと右に寄せる。
7　口をとがらせ、グイと前に出す。
8　口もとを横に引く。

図49

〔舌の体操〕

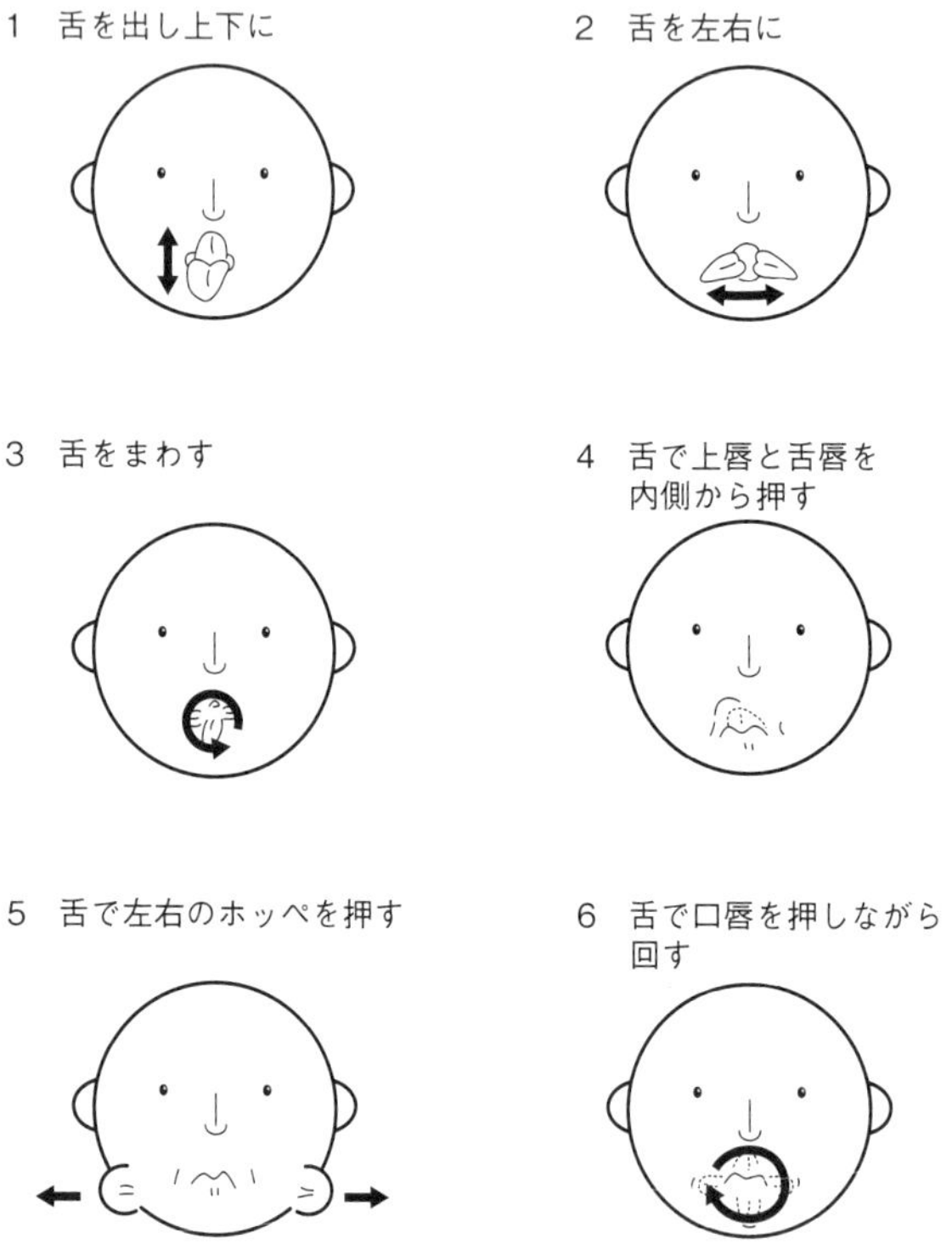
1　舌を出し上下に
2　舌を左右に
3　舌をまわす
4　舌で上唇と舌唇を
内側から押す
5　舌で左右のホッペを押す
6　舌で口唇を押しながら
回す

図 50

「病を癒す口の体操」を楽しく実践すると……

＊首や肩の血行が良くなり……〝こりをとる〞
＊表情筋の運動で……〝お肌が若返り、お化粧ののりが良くなる〞
＊首や喉もとの筋肉の運動で……〝喉もとがすっきりして、二重顎の防止になる〞
＊頭の血の巡りが良くなるので……〝ボケを防止する〞
＊口もとの筋肉がしまって……〝クチビルの色や形が良くなる〞
＊噛むことが楽しみになり……〝お料理の味を深く味わうようになる〞

〔操体法〕

橋本敬三先生の操体法はホメオパシーと同様に西洋医学に何かが欠けている、という疑問から始まりました。それもホメオパシーやオステオパシーに勝るとも劣らない治療法だと思われますし、同じ日本人として本当に素晴らしいものだと思います。

操体法の原理は、人体は気持ちよく動くと元に戻る、という自然の法則を利用します。苦しい・痛い方向に動かすのではなくて、楽な・気持ちの良い方向に動かす健康の原理です。

例えば簡単に述べますと、

1　前屈・後屈
2　上体を左右に倒す（重心は倒れる方の反対の足にかける）
3　上体をひねる（重心は顔の向く方にかける）
4　正座コマ運動（手がかかとから離れない範囲でコマのように全身をゆっくり回す）

5　四つん通い試験運動
6　中腰尻ふり運動
7　うつぶせ足揚げ運動

以上のような運動で体を動かして左右・前後・上下の対象差を心につかんでおく。もし快・不快の感覚差があったら、不快な方の動きは強行せず、快適な方を多く動かして、歪んだ体を正しい体にもどす治療法です。

万病を治せる妙療法です。しかし専門的には素晴らしい療法でも、人々からは「あの医者の所へ行くと、いつもギッコンバッタンとやらせられる。ギッコンバッタン医者だ」と悪口を言われたようです。

（図51）

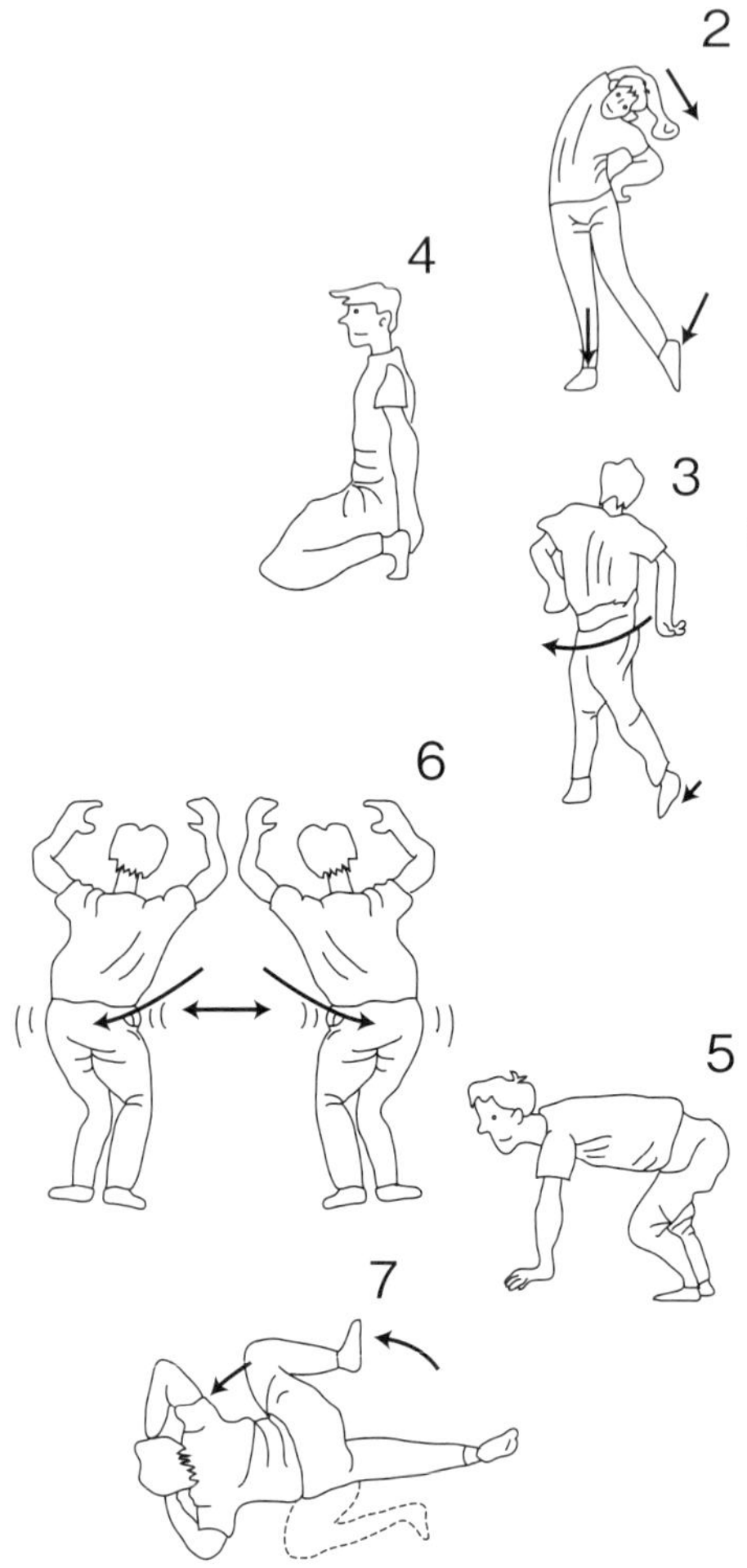

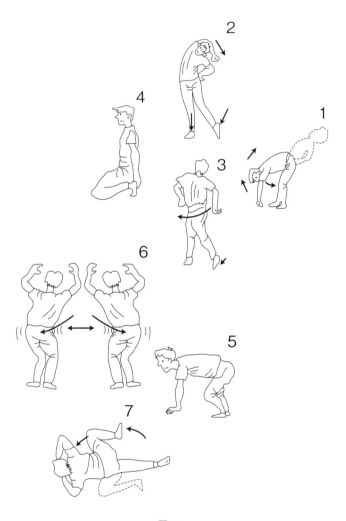

図 51

気の体操

おわりに今まで書いたことをまとめて、町の歯医者が気の体操を述べてみます。「いい加減（良い加減）」に読んでください。

まず、犬が起き上がるときに首をブルブル震わすように、体を柔らかくして手足と首を前後、左右にブルブル震わせて毛細管現象を起こします。そして、キーッと歯を咬み合わせて、動物が大地に四つ足を踏ん張るように、手と足を踏ん張り気の源・口から気を出します（図52）。ただ、歯槽膿漏等の重症の方は、それこそ「良い加減」にそーっと。

それから頭を引き、背中を真っ直ぐにして胸を張り、左右の手をそーっと近づけます。立っても座っても、椅子に腰掛けても良いです。木々が大地に根を張って養分を吸うように、大地から気を吸うようにします。

出来れば大きな口を開け声を出します。現代風に歌を歌ったり、膠原病のカズンズ博士（P13）のように大声で笑っても良いでしょう。お経や祝詞も良いと思います。ただ、狭い日本、大声で笑ったり歌ったりすれば「朝からフザケている」と近所に迷惑を掛けるかもしれません。その時は先の、口の体操をやってください。気の体

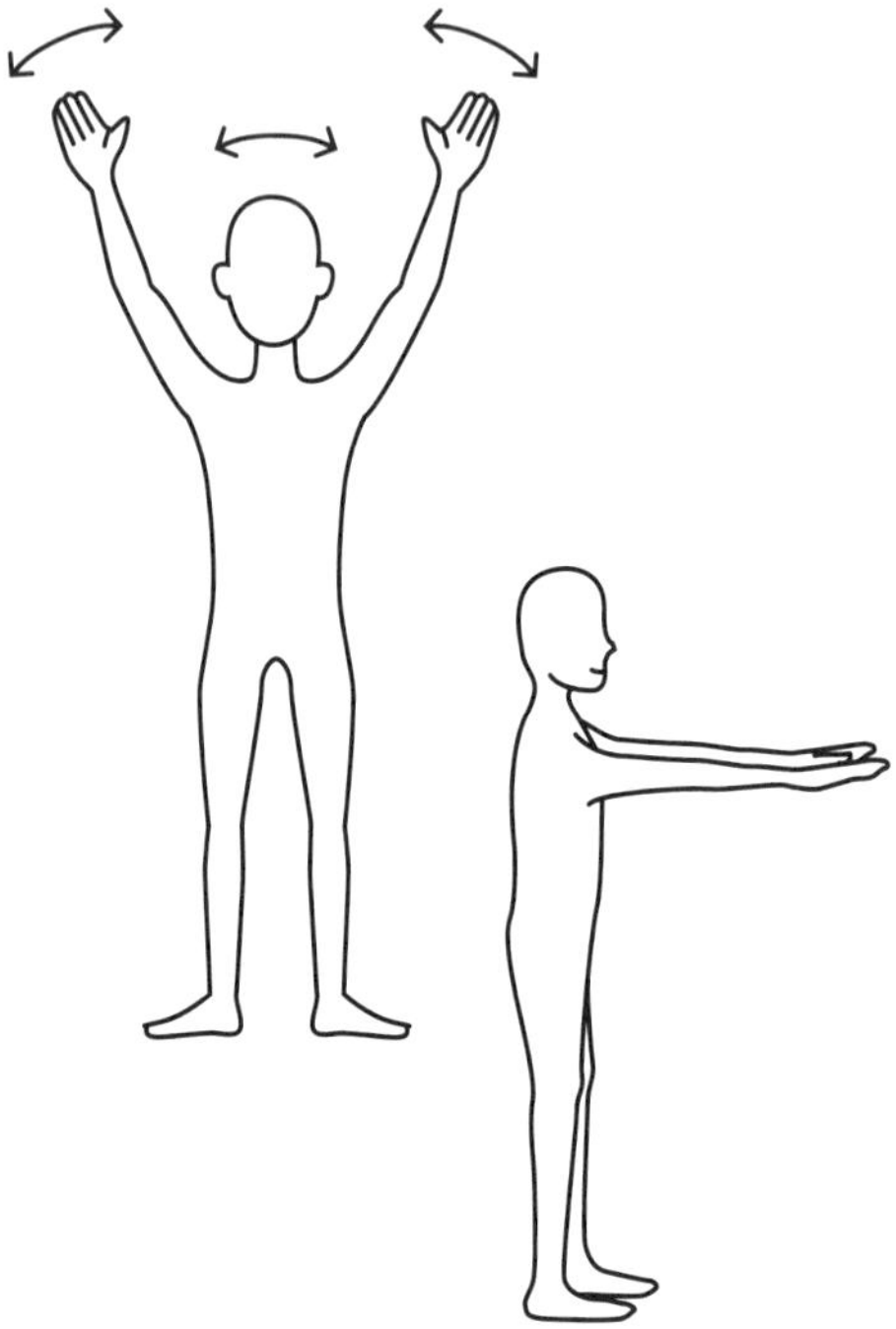

図 52

操は、太陽の気が遠ざかって逃げていく、午後に行っても効果が減少します。

やはり、よく噛むことと歩くことは健康に必要なことです。歩く時も、気の源・口との関係から、頭を引き背中を真っ直ぐにして胸を張るようにしてください。ただ急激にムリをすれば邪気（悪い気）が満ち逆効果です。邪気はガンを始め万病の原因です。マイペースで。

噛む時は、歯応えのある物も噛みます。口のプロローグで述べたように、バリバリ、ガツンガツン、と食べれば体からイライラさせる毒素、邪気（悪い気）が消えます。噛むことは気に働いて生命力を高めます。

カチカチと十二分に噛み合わせて噛んでください。唾液やその他の関係で、30回以上は噛んでください。ただ、噛むときもマイペースで。

先に、宇宙・自然・生命の気によって人は生かされているのだと述べました。食べ物を感謝の気持ちで食べれば、上から天の気を感じ、下から地の気を感じ、噛むことで生命の気が溢れてきます。

先に、人の周りに知らず知らずのうちに気が形成されていると述べました（P19図4）。人に敵対心を持てば、その敵対心の気が自分に跳ね返ってきて、周りが敵対心の気で溢れます。人に慈愛を尽くせば何千km・何万kmに渡って慈愛の気が伝わり、そして、その慈愛が遥か彼方より帰ってきて、慈愛が生命の周りに満ち溢れます。その昔の外国で、そして日本でも教えたことです。

以上、病を癒す、の話です。

【参考文献】

○温古堂先生　万病を治せる妙療法操体法（社団法人・農山漁村文化協会・橋本敬三）
○「気」は脳の科学（東京電機大学出版局・町好雄）
○低カルシウム症の危険性（シエン社・田村豊幸）
○ストレスと免疫（講談社・星恵子）
○自然治癒力を高める生活術（ごま書房・帯津良一）
○「歯みがき」病（アドア出版・志村則夫）
○顎関節症の臨床（永末書店・纉肇彦）
○丹田呼吸健康法（創元社・村木弘昌）
○ペインコントロールとしてのツボ刺激療法（日本歯科評論社・福岡明）
○臨床歯科ハリ麻酔入門（書林・松平邦夫・福岡明・高橋一祐）
○歯医者に虫歯は治せるか（創元ライブラリ・志村則夫）
○東洋医学を学ぶ人のため（医学書院）
○頭蓋骨調整法の診断とテクニック（エンタプライズ・脇山得行）
○癒しのしくみ（地湧社・樋田和彦）
○漢方基礎理論（エンタプライズ・織田啓成）
○気功医学（健友館・伊藤鉄民）

○右利き・左利きの科学（講談社・前原勝矢）
○口を覗けばヒトが分る（現代書林・伊藤吉美）
○歯とアゴの話（日本歯科評論社・加藤之彦）
○歯育て上手は子育て上手（農文協・垣本充）
○日本歯科評論584号
日本歯科評論社「咀嚼と脳血流の変化」「歯牙の自律神経に及ぼす影響」
○日本歯科医師会雑誌（第44巻第9号）
日本歯科医師会「歯周組織の微小循環」高橋和人
○噛む効用（日本教文社・日本咀嚼学会編・窪田金次郎）
○噛む咬むチュー・パンフレット（静岡県歯科医師会）
○医者の書いた《気》の本（プレジデント社・福岡明）
○養生医学の基礎（エンタプライズ・鈴木章平）
○歯のかみ合わせが病気の原因だった（廣済堂・尾澤文貞）
○脳の手帖（講談社・久保田競）
○脳内革命（サンマーク出版・春山茂雄）
○Ｔｈｅ・禅（柏樹社・原田雪溪）
○砂糖有害性（シエン社・田村豊幸）

○図説 バイ・ディジタル O・リングテストの実習
（Practice of Bi-Digital O.Ring Test・大村恵昭（Yosiaki Omura）M.D.B.Sc.Sc.D.）
○図説 東洋医学（基本編）（学研・山田光胤・代田文彦）
○宇宙実験最前線（講談社）
○気の人間学（ビジネス社・矢山利彦）
○人はなぜ治るのか（日本教文社・アンドルー・ワイル）
○日本歯科評論620号日本歯科評論社「咀嚼と学習効果」
○東洋医学（新星出版社・仙頭正四郎）
○クロス・カレント（新森書房・ロバート・O・ベッカー）
○顔の科学（日本教文社・西原克成）
○中国医学のひみつ（講談社・小高修司）
○マクロビオティック入門・食と美と健康の法則（かんき出版・久司道夫）
○聖書

■宮城三郎
静岡県出身
左記住所にて歯科医院を開業
〒497-1514
静岡県菊川市下平川1897-1
TEL&FAX
0537-73-2030

病を癒す口

2024年10月17日　第1刷発行

著　者　宮城 三郎
発行者　安井 喜久江
発行所　(株)たにぐち書店
〒171-0014
東京都豊島区池袋2-68-10
TEL. 03-3980-5536
FAX. 03-3590-3630
たにぐち書店.com

落丁・乱丁本はお取り替えいたします。